DE LA MENTULAGRE

OU MAL FRANÇAIS

PAR

JOSEPH GRÜNBECK

TRADUIT PAR

LE Dr A. CORLIEU

Bibliothécaire adjoint de la Faculté de médecine de Paris,
Chevalier de la Légion d'honneur.

PARIS

G. MASSON, ÉDITEUR
LIBRAIRE DE L'ACADÉMIE DE MÉDECINE
Boulevard Saint-Germain, 120

1884

DE LA

MENTULAGRE

OU

MAL FRANÇAIS

PAR

JOSEPH GRÜNBECK

TRADUIT PAR

LE Dr A. CORLIEU

Bibliothécaire adjoint de la Faculté de médecine de Paris,
Chevalier de la Légion d'honneur.

PARIS

G. MASSON, ÉDITEUR

LIBRAIRE DE L'ACADÉMIE DE MÉDECINE

Boulevard Saint-Germain, 120

1884

PRÉFACE

L'opuscule de Grünbeck sur la Mentulagre est l'un des plus anciens sur la syphilis. Il contient l'observation très détaillée de la maladie dont l'auteur a été atteint et qu'il a décrite avec le plus grand soin.

Nous ne connaissons que deux éditions de cet ouvrage. La première est un petit in 4°, de trois feuilles et demi, en lettres gothiques, sans lieu, ni date, ni nom d'imprimeur, ni pagination. Elle est des premières années du XVI° siècle. Il en existe un exemplaire à la Bibliothèque nationale (Réserve, Td 43, 3) : il a pour titre : LIBELLUS JOSEPHI GRUNBECKII DE MENTULAGRA, ALIAS DE MORBO GALLICO.

L'autre édition ne constitue pas une publication séparée. Elle a été reproduite, avec quelques variantes insignifiantes, par Chr. Gothf. Grüner, à l'instigation de Cl. Hensler, dans le supplément à l'Aphrodisiacus de *Aloysius Luisinus, Ienæ,* 1789, *in-f°*. Ce doit être d'après la première édition, que Grüner a publié l'exemplaire qui nous a servi.

L'opuscule sur la Mentulagre n'a jamais été traduit en français.

Il y a deux manières de traduire les ouvrages de cette nature ; ou bien on cherche à rendre le sens d'une façon générale ; ou bien on suit le texte pas à pas. C'est cette dernière méthode qui nous a paru préférable et que nous avons suivie. Nous avons cherché à faire passer dans notre langue toutes les idées de l'auteur, quelque bizarres qu'elles nous parussent quelquefois.

Nous n'avons pas cru devoir reproduire le texte latin, ce qui n'eût été qu'une affaire de curiosité, car le style de l'auteur n'a rien de remarquable ; il est même parfois prolixe et assez obscur.

Nous avons mis en italiques tout ce qui est en caractères italiques dans l'édition de Grüner.

Pour bien comprendre l'opuscule de Grünbeck, il faut remonter quelques siècles en arrière. Nous avons donc cru devoir faire précéder notre traduction de quelques considérations générales sur la médecine à cette époque.

INTRODUCTION

I

Si nous nous transportons par la pensée à la fin du xvᵉ siècle, à l'époque où la syphilis fit son apparition en Europe, nous voyons que deux idées principales dominaient la médecine. Galien tenait toujours la première place, mais une secte nouvelle s'efforçait de le combattre et de le renverser. Cette secte était constituée par les alchimistes et les astrologues.

Que la chimie ait pris naissance en Chaldée ou en Égypte, c'est une opinion controversée. En tout cas, il ne faut pas croire que cette chimie avait quelque ressemblance avec la science à laquelle aujourd'hui nous donnons ce nom.

C'est vers le ivᵉ siècle après Jésus-Christ que le mot *chimie* parut pour la première fois.

Ce qu'on cherchait dans la chimie, c'était la pierre philosophale, cette panacée universelle qui devait procurer santé et richesse et qui avait, croyait-on, la puissance de transformer les métaux en or par la fusion.

De là, plusieurs étymologies du mot *chimie*. Suidas, lexicographe grec qui vivait vers le x⁰ siècle, le définit ainsi : χημεία, ἡ τοῦ ἀργύρου καὶ χρυσοῦ κατασκευή (*Chimie, préparation d'or et d'argent*). Précédé de l'article arabe *al*, ce mot est devenu *alchimie*. D'autres croient que le mot chimie dérive de χέω, *je verse, je fonds*, par allusion à la fusion des métaux. Quant à l'étymologie du mot χυμός, *chyme*, il n'y faut pas songer : le chyme est tout à fait étranger à la science de transformation χυμεία, χειμεία.

Mais il n'était guère possible de chercher la transformation des métaux en or, sans mêler à ces recherches quelques croyances mystiques, une sorte d'initiation venant d'en haut, de la sphère céleste. C'était l'astrologie appliquée à la chimie. Cette secte abondait naturellement en illuminés.

La magie et la Kabbale formaient, pour ainsi dire les bases de cette doctrine.

La *magie* était l'ensemble des connaissances enseignées par les mages, qui étaient à la fois prêtres, médecins, législateurs des peuples de l'Orient.

La *Kabbale* ou *Cabale*, dérivant d'un mot hébreu

qui signifie *tradition*, était l'ensemble des doctrines mystiques et magiques.

Il y avait le *microcosme* et le *macrocosme*, c'est-à-dire des analogies mystiques entre les choses du monde inférieur et celles du monde supérieur ou céleste. Toutes ces combinaisons étaient fondées sur des nombres, selon la doctrine de Pythagore. Aujourd'hui encore les nombres jouent un rôle important dans les compositions atomiques des corps.

Comme tout était surnaturel et mystique dans la science de transformation des métaux, ce ne pouvait être qu'un dieu qui en fût l'inventeur, et on croyait que ce dieu était Hermès, surnommé Trismégiste (τρὶς μέγιστος, trois fois très grand), ou Mercure.

Tous les métaux sur lesquels on opérait étaient consacrés à des astres. L'étain, le soufre étaient consacrés à Jupiter, le fer à Mars, l'or au Soleil, le cuivre à Vénus, l'argent à la Lune, le vif argent à Mercure. Quelques-uns de ces noms sont restés; on dit : l'extrait de Saturne pour sous-acétate de plomb, — le safran de Mars pour carbonate de fer, — les sels lunaires, pour les sels d'argent. Le mot de Mercure est resté.

Les alchimistes formaient une secte à part, ne manquant ni de vanité, ni de présomption. Ils se croyaient en rapports mystiques avec le monde supérieur, et ils pensaient trouver dans leurs

creusets ou dans leurs alambics des agents théra-
peutiques minéraux, inconnus aux médecins. Aussi
on les consultait pour les cas désespérés ou incurables. C'est ce qu'on fit pendant la longue maladie
de Charles VI, mort en 1422.

C'est au xvᵉ siècle que l'alchimie fut le plus cul-
tivée ; c'est à la fin de ce siècle qu'on découvrit
l'antimoine, qui fit tant de bruit à la Faculté de
Paris, et qui n'obtint son entrée officielle dans la
thérapeutique que le 29 mars 1666 (1). Quant à
Basile Valentin, ce prétendu moine à qui on attribue cette découverte, a-t-il jamais existé ? Est-ce
un pseudonyme pris par un alchimiste ? C'est une
question diversement jugée.

L'alchimie avait été introduite en Espagne par
Rhazès, en Allemagne par Albert le Grand, en
Angleterre par Roger Bacon, en Thuringe par
Basile Valentin, dans les îles de la Méditerranée
par Raymond Lulle, à Montpellier par Arnauld de
Villeneuve, en Suisse par Paracelse.

Nous ne trouvons à la fin du xvᵉ siècle qu'un
très petit nombre de noms célèbres en médecine
parvenus jusqu'à nous. C'est l'Italie qui est la nation la plus privilégiée : elle compte Marcello Cumano, Leoniceno, Gilini, Jean de Vigo, Monte-
sauro, Scanarolo, Fallopio, Montagnana, et

____

(1) Corlieu, *L'ancienne Faculté de médecine de Paris;* 1877,
p. 209.

par-dessus tous Fracastor, à la fois poète et médecin. La France ne compte guère que Fernel parmi
les médecins, et Germain Collot parmi les chirurgiens. Ambroise Paré n'était pas encore né. En
Allemagne, Pistor de Leipzig, Schelling d'Heidel-
berg, Pollich de Franconie, Jean Salicet, autrement
dit Widmann ou Mechinger dans le Wurtemberg,
Grünpeck de Burckhausen ; en Espagne, Torella,
sont à peu près les seuls noms parvenus jusqu'à
nous, et tous sont inscrits parmi les syphiliographes.

La chute de l'Empire d'Orient, en 1453, avait
dispersé un certain nombre de Grecs, qui étaient
venus chercher un refuge en Italie, en Espagne et
en France et qui avaient ainsi apporté avec eux le
goût pour la langue grecque et pour les médecins
de ce pays, qui n'étaient guère connus que par ce
que les Arabes en avaient conservé ou par de mauvaises traductions. On se mit avec ardeur à la traduction d'Hippocrate, de Galien, d'Arétée, de
Dioscoride, etc., en langue latine. Mais si, d'un
côté, la médecine grecque avait la suprématie, d'un
autre, les alchimistes et les astrologues luttaient
avec énergie et non sans conviction. Un homme
venait de paraître, ayant toutes les qualités pour
agir sur l'esprit du vulgaire, homme audacieux,
entreprenant, révolutionnaire, plein de mépris pour
le galénisme et la philosophie scolastique, inca-
pables, selon lui, de provoquer aucune découverte :

cet homme était Théophraste Bombast de Paracelse,
né en 1493 à Einsiedeln, en Suisse. Fils d'un médecin, il visita dans sa jeunesse les universités
d'Allemagne et s'adonna à l'alchimie et à l'astrologie. Pour Paracelse, l'alchimie n'avait pas pour
objet de chercher à faire de l'or, — cette croyance
était bonne pour les esprits vulgaires, — mais elle
recherchait dans tous les corps de la nature, minéraux et végétaux, l'arcane ou force vive, c'est-à-
dire la quinte essence, ce que nous appelons aujourd'hui le principe actif des médicaments.
Chaque substance avait sa quintessence ; il fallait
donc la découvrir, et l'on ne pouvait y parvenir
que par les procédés d'analyse qui consistent en
sublimation, en calcination, en distillation. Sous
le rapport thérapeutique, Paracelse proclamait qu'à
chaque mal on peut opposer un adversaire qui en
triomphe : c'est ce que nous appelons les spéci-
fiques. Paracelse n'était pas en opposition avec le
dogmatisme hippocratique; il croyait au naturisme,
mais il croyait aussi à l'influence des astres sur la
production des maladies. Ces influences astrales
avaient une action d'autant plus faible que le corps
humain était plus fort et réciproquement : c'est
notre résistance vitale. Mais où Paracelse s'égarait,
c'est lorsqu'il cherchait à spécifier les relations de
chaque sphère céleste avec chaque partie des corps,
en montrant l'action des métaux sur ces parties;
or, comme chaque métal représentait son astre, il

en concluait que telle maladie guérie par le fer, par exemple, était sous l'influence de Mars, que telle maladie guérie par le vif argent était sous l'influence de la planète Mercure. Ne serait-ce pas là cependant le prélude de la Métallothérapie ?

C'est à Paracelse qu'on attribue la création du mal *spagirie*, qui est peut-être un mot fantaisiste, ou bien qu'on fait dériver des deux mots grecs σπᾶν et ἀγείρειν, qui signifient, le premier, *arracher*, et le second *assembler*, pour indiquer la science qui décompose et qui unit, c'est-à-dire l'analyse et la synthèse. Il se fonda plus tard une secte de médecins, qui prirent le nom de *spagiristes* ou *hermétiques*, et qui prétendaient expliquer les changements qui s'opèrent dans les métaux (1). A part les exagérations de Paracelse, il ne faut pas perdre de vue que c'est lui qui a inauguré l'expérimentation et l'analyse chimique ; en un mot,

(1) Les médecins spagiristes ont été en grande vogue avec Catherine de Médicis. Il existait une charge officielle à la Cour. Louis XIII eut pour médecin spagiriste Guillaume Yvelin. Louis XVI avait aussi un médecin spagiriste, aux appointements de 1,200 livres (Arch. Nat. Z, 1351).

Les principaux médecins alchimistes qui ont laissé des ouvrages sont : FABER, *Alchymista christianus*. Tolosæ, 1632. — *Propugnaculum alchymiæ*, ib. 1645. — FIGULUS, *Novum et inauditum medicinæ universalis speculum cabalistico-chymicum*. Bruxellæ, 1660. — FINCK, *Enchiridion dogmatico-hermeticum*, Lipsiæ. 1618. — BALDUINUS, *Aurum superius et inferius*... Amstelod., 1675.

qu'il a été le précurseur de la philosophie chimique moderne.

A côté de la médecine spagirique s'est fondée la chirurgie spagirique. Il existe à la Bibliothèque nationale (1) un manuscrit sur cette matière, par Pierre Jean Faber, docteur médecin de Montpellier, qui la définit ainsi : « une science par laquelle on cognoist le baume intime naturel du corps humain dont toutes et chaque partyes sont conservées, nourries et fomentées, qui estant cogneu, enseigne l'application externe d'un autre baume qui luy est semblable et homogène pour la guérison de toutes les maladies cutanées, qui sont comprises dans les tumeurs, playes, ulcères, fractures et luxations. »

Les « chimiques » appelaient ce baume *Mercure de vie*, parce qu'ils appelaient mercure toute humeur qui contient avec elle l'esprit de vie. Pour eux encore, Mercure c'était la planète et, dans leurs élucubrations astrologiques, ils disaient que la conjonction de Mercure avec le Soleil c'est le soleil lui-même, avec la lune, c'est la lune elle-même, etc., parce que Mercure a les propriétés et les vertus des planètes auxquelles il est conjoint. « Cette humeur de vie que le ciel et les éléments constituent pour la génération et conservation de toutes choses est appelée mercure pour la sympathie qu'il a avec le Mercure céleste, car lorsqu'il se

(1) Dép. des Ms. fonds français, n° 19992.

conjoint à la chair, il devient chair, aux os il devient os, etc... et tout ainsy que la fabuleuse et mystérieuse antiquité nous donne un Mercure, messager des dieux, fils et nourrisson de Jupiter, de même notre mercure est le messager des éléments qui constituent par son assemblage leurs mixture et union... » Cet esprit de vie, croyait-on, descend du ciel sur la terre par les rayons célestes. « Le mercure est un esprit de vie que Dieu a créé pour la fabrique et la conservation du monde... c'est une quinte essence de tous les éléments empreinte de l'esprit céleste pour la génération et conservation de toute chose. »

Pour les médecins spagiristes toutes ces choses étaient faites par la combinaison de trois substances, qui sont le sel, le soufre et le mercure.

Que, partant de ce principe, on ait employé le mercure en thérapeutique, il n'y a là rien de surprenant. Et ce sont les Arabes qui les premiers l'ont employé timidement contre certaines affections cutanées, et en 1497, J. Widmann ou Salicet s'en servit dans la syphilis (1).

---

(1) Gmelin, *Apparatus medicaminum*, t. II, p. 24, Ed. Goetting. 1796. — « Primus tamen, qui ad debellandum truculentum hoc malum, primo in Europam introitu lepræ, cui jam Theodericus (Chirurg. Bergam. 1498. fol) et alii opposuerant, tantopere œmulum, mercurio usus est, videtur fuisse Jo. WIDMANN s. de SALICETO (*Tractatus... de pustulis et morbo qui vulgato nomine* mal de Franzos *appellatur*. 1497 (Bibl. Nat. réserve, Td⁴³ 7.) »

II

L'idée de faire remonter jusqu'à la Divinité tous les fléaux, toutes les maladies, toutes les misères qui frappent l'espèce humaine est vieille comme le monde lui-même. La Bible, les livres sacrés de tous les peuples leur reconnaissent la même origine. Monothéisme, polythéisme, c'est tout un pour l'esprit de l'homme, qui trouve plus simple de rapporter à une puissance supérieure les faits qu'il ne peut expliquer. On comprend ainsi que les Israélites attribuent à Jehovah ce que les Grecs attribuent à Jupiter, à Mars, à Saturne, à tous leurs dieux en un mot, ce que les Chaldéens attribuent aux astres. Il y avait donc des rapports très intimes entre la divinité et les astres, qui chez certains peuples étaient adorés comme des Dieux. Puis, un mélange informe se fit de toutes ces croyances, qu'on tâcha d'accommoder tant bien que mal. C'était par des signes célestes que la Divinité se révélait aux hommes ; elle témoignait son courroux par des éclipses, des éclairs, des orages.

Au commencement des temps modernes, il était assez difficile de concilier les idées religieuses avec les idées payennes : on y arrivait cependant en renvoyant à Dieu la cause de tous les phénomènes, ce qui permettait d'unifier toutes les croyances. Grünbeck, qui est le motif de ce travail et sur qui nous reviendrons plus tard, explique ainsi les « foudres pestilentielles », leur origine et leur influence sur le corps humain. C'est la théorie de Galien modifiée et expliquée selon les idées astrologiques. « Le corps humain, dit-il, est composé de quatre éléments, la terre, l'eau, le feu et l'air. La terre apparaît surtout dans la chair et les os, à cause de leur solidité terrestre ; l'eau se montre principalement dans les humeurs. L'air est contenu dans les poumons ; c'est pourquoi ils sont toujours en mouvement, parce qu'ils sont comme le soufflet du cœur, afin que cet organe ne soit pas consumé et dissous par une trop forte chaleur. Le siége du feu est dans le cœur ; aussi cet organe est-il plus large en dessous, plus aigu en dessus, ce qui est la forme du feu. L'altération du corps résulte du changement des éléments. Si le corps se comporte d'une façon, sa nature éprouve un changement analogue. C'est par cette cause qu'arrivent les luttes. Car si les corps sont enflammés, ce qui survient ordinairement lorsque domine une trop grande sécheresse, c'est-à-dire quand il y a conjonction (1) de deux planètes, Saturne et Jupiter, signe de feu, alors surviennent la destruction des cités et des villes fortifiées, les bouleversements des royaumes et la mort des peuples. Par la même raison survient la disette, comme le dit Aristote : La fertilité et la stérilité d'une année surviennent par le changement des étoiles en divers signes sur sept climats, et les nations et les royaumes se sont dépeuplés après la conjonction de deux planètes, Saturne et Jupiter. Par suite de leurs révolutions surviennent de grands accidents. En outre, la conjonction de Mars avec ces planètes dans leur décours signifiera la sécheresse de la terre, comme Albert le démontre dans son livre *Sur la nature et la propriété des éléments*, sécheresse dont les effets seront

(1) On appelle conjonction la rencontre de deux planètes dans une ligne droite par rapport à certain point de la terre. D'après la conjonction de ces planètes dans tel ou tel signe du Zodiaque, on tirait des horoscopes ou des prédictions.

Le *Zodiaque* est la zone ou ceinture d'étoiles que le soleil semble traverser pendant le cours de l'année. Ces étoiles constituent douze constellations ou assemblages d'étoiles qui correspondent aux saisons, et représentent avec beaucoup de bonne volonté des figures qui leur ont donné leurs noms; ce sont : Bélier, Taureau, Gémeaux (Printemps) — Écrevisse, Lion, Vierge (Été), — Balance, Scorpion, Sagittaire (Automne), — Capricorne, Verseau, Poissons (Hiver).

proportionnés à l'intensité de leur conjonction. La peste enfin résulte de la contamination du ciel. Car le ciel étant un élément d'une nature particulière et s'accommodant à la pestilence, nous qui sommes des animaux vivant par l'air, lorsque nous respirons, comme tous les êtres qui ont des poumons, il est inévitable que cet air corrompu et respiré par nous corrompe l'intérieur de notre corps. (1) »

Si l'astronomie a pour but l'étude des mouvements des corps célestes, l'astrologie avait la prétention de faire rapporter ces mouvements aux divers événements de la vie et même de prévoir l'avenir. L'astronomie repose sur des principes scientifiques certains; l'astrologie repose sur la fourberie et l'ignorance des uns et sur la crédulité des autres.

Quand vivait Grünbeck, le système de Ptolémée était le seul connu. Copernic, né en 1472, ne publia ses idées qu'à la fin de sa vie, et ce n'est, dit-on, que le jour de sa mort, en 1543, que parut le livre qui les exposait.

Ptolémée vivait dans le deuxième siècle après J.-C. S'il n'inventa rien, il a eu du moins le mérite de rassembler et de coordonner les travaux d'Hipparque. Pour lui, le monde comprend deux régions, une région élémentaire et une région éthérée.

(1) Grünbeck, *Tractatus de pestilentiali scorra, sive Malo de Franzos*..... Cap. III, p. 57.

La région élémentaire est composée des quatre éléments, l'eau, l'air, la terre et le feu. La Terre est immobile au centre du monde; — l'eau couvre la plus grande partie de la surface de la terre; — l'air est au-dessus de la terre; — le feu est au-dessus de l'air.

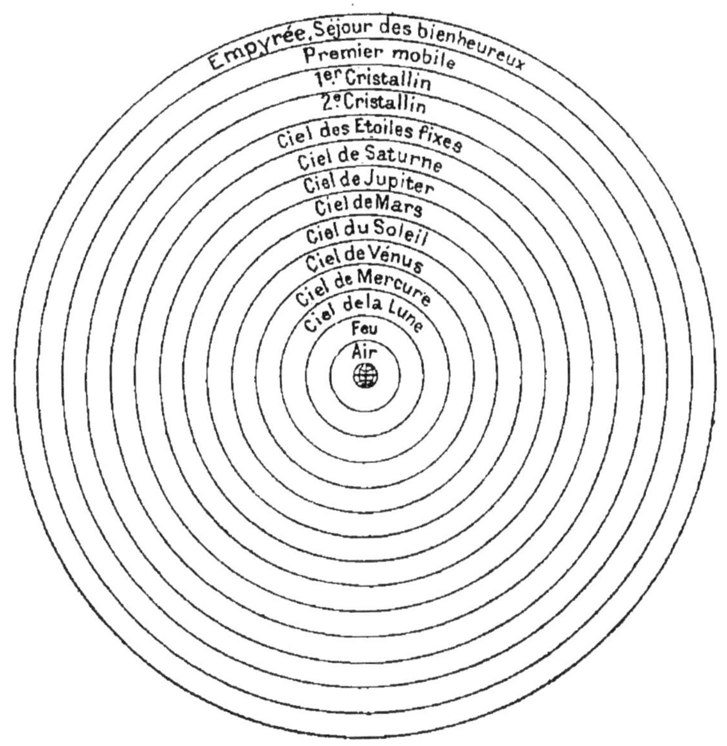

La deuxième région, ou région éthérée, enveloppe la région élémentaire. Elle est composée de onze cieux qui tournent autour de la terre, comme

autour d'un centre. Tous les corps célestes tournent autour de la terre et les grands astres accom-
plissent leur rotation dans un temps variable.

Les principales planètes connues à cette époque
étaient la Lune, Mercure, Vénus, le Soleil, Mars,
Jupiter et Saturne, et chacune se mouvait dans
son ciel.

Trois planètes étaient accusées de tous les mé-
faits; c'étaient Mars, Saturne et Jupiter et leur
conjonction donnait lieu à de grandes calamités.

Dans le chapitre VI du Traité de la scorre,
Grünbeck traite des conjonctions des astres. Il
admet, avec son époque, que de toutes les conjonctions, celles de Saturne, de Jupiter et de Mars
sont les plus redoutables et indiquent les événements les plus prodigieux, surtout quand elles ont
lieu dans le signe du Bélier, c'est-à-dire du 15 mars
au 15 avril. Il admet des conjonctions petites, grandes et très grandes.

On croyait que lorsqu'il y avait conjonction
entre deux planètes, il y avait lutte entre elles, et
que la plus forte l'emportait sur l'autre et exerçait
son influence sur les corps terrestres. On avait
admis, par hypothèse, que Saturne est froid et sec
et qu'il augmente l'atrabile; que Mars est chaud et
sec et qu'il augmente la bile, etc., et que, par conséquent, Saturne occasionnait les maladies longues, tandis que Mars occasionnait les maladies
aiguës.

On considérait comme très mauvaises les conjonctions de Saturne et de Mercure dans le Scorpion, de Mars et de Jupiter dans le même signe, de Vénus et de Mercure dans les Poissons.

On avait noté la conjonction de Jupiter et de Saturne le 24 novembre 1484, dans le signe du Scorpion ; cette conjonction avait donné lieu à la peste et à la guerre (1). Une autre eut lieu entre Jupiter et Mars le 17 novembre 1494, dans le même signe ; Coradin Gilini (2) signale de son côté une conjonction entre Saturne et Mars le 16 janvier 1496.

D'un autre côté, La Martinière écrivait : « Saturne est une planète pesante, diurne, sèche, nocturnale et malveillante, à qui l'on attribue les fièvres longues, quartes et quotidiennes, les incommodités de la langue, des bras et de la vessie, la paralysie universelle, les gouttes, les tabes, les abcès, apostumes, obstructions du foie et de la rate, la jaunisse noire, les cancers, polypes, les maladies des intestins, comme sont les coliques venteuses, pi-

___

(1) En France, révolte du duc d'Orléans contre le roi. En Angleterre, le roi Richard III est tué (1485) près de Bosworth, dans un combat contre les partisans des Tudor. — Épidémie de miliaire (1484), — Peste à Milan (1484), en Angleterre (1486), suette anglaise (1483-85), scorbut en France (1486). — Guerre d'Italie et syphilis (1494).

(2) *De morbo gallico*, opusculum, 1497 ; Luisinus, *Aphrodisiacus, sive De lue venerea*, 1728.

tuiteuses, les hémorroïdes douloureuses, les hernies, les varices, cors aux pieds, crachements de sang pulmonin, appétit canin, difficulté de respirer, sourdites, pierres tant aux reins qu'à la vessie, l'épilepsie, alopécie, opiasie, cachexie, hydropisie, mélancholie, lèpres et autres maladies provenant des humeurs sales et pourries... »

Nous ne nous arrêterons pas plus longtemps sur ces idées qui ne sont ni sérieuses, ni discutables : il suffit de les avoir indiquées pour qu'on en fasse justice.

III

Les renseignements biographiques qu'on possède sur Grünbeck sont peu précis. On l'appelle indistinctement Grünbeck ou Grünpeck; son prénom était Joseph (1). Tantôt il est désigné comme prêtre indigne, *einen unwürdigen Priester*, tantôt comme le digne sieur Joseph Grünpeck de Nuremberg (*der würdige Herr Joseph Grünpeck zu Nürnberg*). Il est né à Burkhausen, ville de Bavière, sur la rivière de Saltz, comme il le dit dans la préface de son opuscule sur la Mentulagre. D'après lui-même, il aurait été secrétaire de l'empereur Maximilien d'Autriche (2), fonction qu'il aurait

---

(1) Solger, Bibl. P, 1, n. 1933, p. 197. — Allgemeine Litteratur Zeitung, 1788, nº 40, p. 430.

(2) Maximilien Ier, empereur d'Allemagne, et fils de Frédéric III, est né en 1459. Il avait épousé, en 1477, Marie de

remplie assez mal, à cause de sa mauvaise santé.

Grünbeck étant à Augsbourg, avait trouvé un petit poème de 124 vers, composé par Sébastien Brant, professeur de droit, sur la Scorre pestilentielle ou Mal français (1). Ce petit poème était dédié à Jean Reuchlin, autrement dit Capnion (2).

Bourgogne, fille de Charles le Téméraire. C'est à cause de la terre de Bourgogne qu'il fut en guerre avec la France. En 1495, Charles VIII lui disputa le royaume de Naples, qu'il dut abandonner. Maximilien est mort en 1519 et eut pour successeur Charles-Quint.

(1) *De pestilentia scorra.*

(2) Capinon, dans notre édition, est aussi appelé Capnion ou Reuchlin. Potton, dans la Notice sur la vie et les ouvrages de Hutten (p. XIII), lui consacre quelques lignes que nous reproduisons ici.

« Reuchlin, célèbre par son érudition et son éloquence, qui jouit encore de la réputation d'un des hommes les plus savants de son siècle, avait été censuré, persécuté par les dominicains, les moines de Cologne, accusé de soutenir les Juifs, lorsqu'un édit avait ordonné de saisir, de brûler tous leurs livres (excepté la Bible), comme contraires à la religion et à la foi chrétienne. L'illustre professeur, ayant eu le courage de défendre les droits imprescriptibles de la propriété, avait relevé les divagations, l'ignorance, l'astuce, de ses adversaires. C'était une querelle de liberté de conscience : Fuschs, Erasme, Budé, Peutinger, Mélanchton, etc., embrassèrent le parti de Capnion. Hutten fut ardent entre tous ; rien ne lui coûta, ni les voyages à Rome, ni les courses en Allemagne, ni les pamphlets, ni les suppliques à l'empereur. Reuchlin, condamné par une commission ecclésiastique, en appela au pape, qui suspendit le jugement... »

Il était un des professeurs les plus érudits de littérature latine et hébraïque (Hensler, p. 15).

qui cultivait également la littérature, le droit et la poésie. Grünbeck dit qu'il fut frappé par la forme et le fond du poème et que l'idée lui vint ainsi de réunir dans un petit opuscule tout ce qu'il savait sur l'origine de cette maladie nouvelle qu'on appelait *Mentagora* ou *Scorra, plante de la nuit* et de faire connaître tous les remèdes conseillés par les médecins les plus instruits. C'était en 1496; par conséquent Grünbeck est, dans l'ordre chronologique, l'un des premiers syphiliographes.

Le poème de Brant, auquel Grünbeck fait allusion, est assez médiocre, quoi qu'il en dise. Brant fait venir la maladie par l'importation des armées françaises. Obéissant aux idées astrologiques de l'époque, il dit que cette maladie se manifeste chaque fois que Saturne sort de son domaine pour visiter le palais de Jupiter, c'est-à-dire quand les deux planètes sont en conjonction :

Fit quotiens propriis Saturnus ab ædibus exit,
Inque Jovis migrat morbifer ille domus.   (v. 73-74.)

Quant au traitement, on n'est pas plus laconique : le culte de la Divinité, le temps, la saignée répétée jointe aux mithridates, sont les seuls remèdes favorables.

Le poème se termine par une dizaine de vers dans lesquels Brant fait l'éloge de l'empereur Maximilien, qui est à la fois « un foudre de guerre et un ami de la paix. »

Joseph Grünbeck, de Burckhausen, a ainsi composé deux petits ouvrages latins sur la maladie vénérienne.

Le premier a pour sujet : *Traité de la scorre pestilentielle ou mal français, contenant son origine et son traitement ;* l'autre : *De la mentulagre* (maladie du membre viril). Ces deux livres sont bien différents. Le second est préférable au premier, qui a pour base l'astrologie et qui considère les maladies syphilitiques comme le résultat de la conjonction des astres.

Grüner avait trouvé dans la bibliothèque académique les deux opuscules de Grünbeck et c'est à lui qu'on en doit la publication, en 1787, c'est-à-dire, 281 ans après leur composition.

Grünbeck avait accepté le mot de *scorra* donné à la maladie syphilitique, mot qui tirait son étymologie de Σκώρ, qui signifie impureté, ordure. Son Traité qui contient dix chapitres est un tissu de rêvasseries, dans lesquelles il mêle le sacré au profane, les dieux du paganisme avec le Dieu des chrétiens, l'astrologie avec la médecine. En résumé, il fait remonter à la volonté divine la guerre, la famine et la peste : ces fléaux ne se déchaîneraient sur l'humanité que par suite des influences sidérales.

Dans une lettre à Bernard de Walkirch, professeur de belles-lettres et chanoine de la cathédrale d'Augsbourg, Grünbeck dit qu'il croit que cette maladie est engendrée par la bile, qu'elle mêle son poison à l'atrabile, puis à la pituite... Et lorsque la nature veut se débarrasser de cet ennemi, elle le pousse vers le confluent des veines qui sont dans le voisinage des parties naturelles...

IV

Le roi Charles VIII était parti de Paris au mois d'avril 1494 pour faire la conquête du royaume de Naples sur lequel il prétendait avoir des droits, qu'il tenait de la maison d'Anjou, dont Louis XI avait recueilli l'héritage (1). Il emmenait avec lui une armée de 60,000 hommes, un brillant entourage et un certain nombre de médecins (2), parmi les-

(1) Charles d'Anjou, frère de saint Louis, avait régné sur le royaume de Naples, mais ses successeurs en avaient été dépossédés.

(2) Adam Fumée, de Tours, docteur régent de Montpellier, est mort à Lyon, au mois de novembre 1494. — Jean Michel, reçu à la licence en 1475, à Paris, n'avait jamais fait acte de régence : il est mort en 1495 à Chiesi (Quiers). Le roi resta à Quiers jusqu'au 22 août « que trespassa Maistre Jehan Michel, premier médecin du Roy, très excellent docteur en médecine, duquel le Roy fut moult fort

quels Adam Fumée, Jean Trossellier, Jean Michel, François Miron succombèrent.

Charles VIII attendit quelques mois à Lyon, la fin des préparatifs.

Il passa par Grenoble, Briançon (1er septembre), Turin, Asti (9 septembre), Casale, Pavie, Plaisance, Gênes (16 octobre), rallia près de Lucques son artillerie qui était partie par mer, traversa Florence (17 novembre), Sienne, Viterbe et fit le 31 décembre son entrée à Rome à la tête de 30,000 hommes. Il y resta jusqu'au 28 janvier et se dirigea vers Naples, où il entra le 22 février 1495. Il usa dans cette ville du privilège qu'avaient les rois de France et, dit l'historien, *Sanavit plures Neapolitanos morbo scrophulario* (1). Il quitta Naples le 21 mai, en y laissant quelques troupes et emmenant avec lui 10 à 12,000 hommes et une partie de son artillerie. Il était à Rome le 1er juin, à Viterbe, du 5 au 8, à Pise le 21, et c'est le 6 juillet qu'il remporta à Fornoue la victoire qui sauva l'honneur de ses armes.

Cette campagne avait duré près d'une année ;

marry. » (*Le Vergier d'honneur...*, par Octavien de S. Gelais... et par Maistre Andry de la Vigne), — Jean Trossellier, docteur médecin de Montpellier, est mort à Sienne pendant l'expédition de Naples. — François Miron, de Perpignan, docteur régent de la Faculté de Montpellier, est mort à Nancy, à son retour de Naples.

(1) Muratori. *Rerum Italicarum Scriptores...* T. V, p. 51, B.

c'est à elle qu'on fait remonter l'introduction de la syphilis en Italie, et c'est d'elle que la maladie a été appelée *mal français*.

On redoutait beaucoup en Italie l'entrée de l'armée française, à cause du grand nombre de soldats que Charles VIII amenait à sa suite; on craignait la peste et la famine. En outre, en 1495, les inondations avaient été considérables jusqu'au mois de mai. Jamais, de mémoire d'homme, les eaux n'avaient atteint une si grande hauteur. On redoutait les malheurs qui devaient être la conséquence inévitable de ces fléaux.

Le roi, de son côté, n'était pas un modèle de vertu. Il était jeune et ami des plaisirs. C'était, disaient les Italiens, le plus lascif des Français, « e si diletteva molto del coito, e di mutare ancora « pasto qualche volta, che quando avea usato con « una, piu di quella non si curava, dilettandosi « molto di cose nuove » (1).

Est-ce l'armée française qu'il faut accuser d'avoir apporté la syphilis en Italie? Ce n'est pas l'opinion de tous les historiens.

Bartholomeo Senarega (2), dans ses commen-

(1) *Chronicon Venetum*, in MURATORI, T. XXIV, col. 31, C.
(2) *Commentaria de rebus genuensibus*, in MURATORI, T. XXIV, col. 558, B, C, D. — Bartholomeo Senarega, né à Gênes, avait été appelé aux affaires en 1448 ou en 1478; il fut ambassadeur, chancelier, etc. Ses Commentaires vont de 1488 à 1514. Il a été ambassadeur auprès de Charles VIII en 1494.

taires sur les affaires de Gênes, s'exprime ainsi :

« Une maladie nouvelle et jusqu'alors inconnue... commença à se manifester deux ans avant l'arrivée de Charles en Italie. Elle avait infesté les deux Espagnes, la Bétique, la Lusitanie, la Cantabrie, avant de venir jusqu'à nous. Beaucoup disent qu'elle vient d'Ethiopie : elle infligeait aux malades les plus cruelles tortures, surtout si elle se portait aux articulations. Des ulcérations apparaissaient sur tout le corps, pires et plus horribles que la variole (morbillis). Ramollies par les frictions et desséchées ensuite, elles se montraient de nouveau plus nombreuses et plus douloureuses, semblables aux squames de la lèpre et toujours repoussantes (horrentibus). La fièvre était rare ; on observait la maladie chez les hommes et chez les femmes, surtout aux parties sexuelles. Mais elle n'atteignait pas ceux qui menaient une vie sobre et régulière.

« Le traitement était le même et très difficile chez les deux sexes : peu succombèrent, si ce n'est dans le bas peuple ; peu aussi en furent tout à fait exempts. Mais ceux qui en furent une fois atteints nerevinrent jamais à leur santé première.

« Il en est qui crurent que c'était la maladie décrite par Celse sous le nom d'éléphantiase : pour moi, je ne le crois pas, car si on examine les malades après avoir lu Celse, on ne trouve pas de ressemblance entre les deux maladies. Toutefois il n'est pas facile d'en donner des preuves certaines. Cette maladie porte des noms différents : les Espagnols l'appellent mal français; les Français l'appellent mal napolitain; quant à nous, nous l'appelons *Tavellas.* »

Marcello Cumano, qui était chirurgien à Venise à la fin du XVe siècle, raconte que, en 1495, en rentrant au camp de Novare, il avait vu des soldats affectés de pustules à la face, sur tout le corps, ayant débuté sous le prépuce ou à côté, et de la grosseur d'un grain de millet, avec prurit... Il les attribuait à l'ébullition des humeurs (1).

Être affecté de syphilis était considéré alors comme un malheur et non comme une faute. C'est ainsi que nous voyons Fracastor dédier son poème sur la syphilis au cardinal Bembo, — Grünbeck dédier son Traité de la scorre à Bernhard de Walkirch, chanoine de l'église cathédrale d'Ausgbourg.

Il y avait même, paraît-il, une messe pour les vérolés; c'était la messe de Saint Job, *contra morbum gallicum* (2), et l'évangile était pris tout naturellement dans Saint Luc. Au temps des Grecs, on eût envoyé les syphilitiques dans le temple

(1) De Renzi, *Storia della medicina in Italia,* T. II, p. 430.
(2) *Missale Romanum.* Venetiis, 1521.

de Mercure ; aujourd'hui on les envoie à l'hôpital et avec plus de profit pour eux, et si l'on invoque Mercure, ce n'est plus comme dieu, mais c'est comme médicament.

Charly-sur-Marne, 27 août 1883.

A. CORLIEU.

OPUSCULE

DE JOSEPH GRÜNBECK

SUR

LA MENTULAGRE

OU

MAL FRANÇAIS

ÉPIGRAPHE DE GEORGES GADIUS A JOSEPH GRÜNBECK

Tandis qu'un mal nouveau sévit sur l'humanité, que la douleur et le poison s'emparent de tout le corps, que nul médecin ne sait promettre une guérison certaine, ni chasser le contage d'un mal inconnu ; vous, qui avez éprouvé les fureurs de cette maladie, vous nous en indiquez les remèdes, après nous avoir appris la source du mal. Réparateur de la nature, c'est vous qui nous donnez ce que jadis Hippocrate a donné aux Grecs, ce que Musa a donné aux Romains. Quiconque aura été blessé par ces traits empoisonnés devra, s'il veut obtenir sa guérison, avoir recours à votre art, et une fois guéri, qu'il vous décerne des honneurs aussi grands que ceux que toute la Grèce rendit jadis à Hippocrate.

ALOYSIUS MARLIANUS (¹)

à l'auteur Joseph GRÜNBECK, *salut.*

Je ne puis manquer de reconnaissance envers vous, quand tout le monde vous en doit. La nature notre mère, et souvent notre marâtre, — non contente de tant de maux auxquels elle a condamné l'Europe, — avait déchaîné sur presque toute cette contrée une *maladie inconnue et étrangère.* Si l'humanité vous doit de l'affection, elle vous doit encore plus de reconnaissance ; car, prenant en pitié nos misères, grâce à votre expérience, vous avez découvert l'origine de ce mal, vous en avez fait connaître les causes, et, après avoir été utile à vous-même, vous l'avez été aux autres. Beaucoup apprécieront votre œuvre ; beaucoup en profiteront. Aussi je souhaite qu'elle vive pour le salut de l'humanité. Si mes éloges ne sont point à la hauteur de votre travail, je l'admire cependant et je le loue, parce que je comprends qu'il ne puisse pas être loué seulement par ceux qui souffrent. Si les hommes me prêtent quelque attention, quelque méchants qu'ils paraissent, ils m'accorderont néanmoins tous leurs suffrages. Adieu !

(1) Aloysius Marlianus était de Milan. Il est auteur de *Silva de Fortuna,* 1503.

CHRISTIANUS UMHAUSER ([1])

Au lecteur.

Salut, lecteur, ami dévoué des arts libéraux. *Une maladie terrible et très meurtrière, inconnue de notre siècle,* s'était déchaînée sur notre misérable humanité, et, à notre connaissance, nul jusqu'alors n'avait été assez habile pour apporter un remède actif et efficace contre cette affection que l'auteur, avec beaucoup de raison et de sens, appelle *Mentulagre* (2). Mais prenant en pitié les plaintes de la plupart des hommes, relativement à cette grave maladie du corps, JOSEPH GRÜNBECK, secrétaire de l'Empereur, homme d'une brillante élocution et d'un grand savoir, s'est acquis des titres nombreux

(1) Christianus Umhauser était un érudit qui vivait à la fin du XVᵉ et au commencement du XVIᵉ siècle. Il est auteur d'un opuscule qui a pour titre : *Memoria artificiosa ex Quintiliano et Petro Ravennate excerpta.* S. l. a. et typ. n.

(2) *Mentulagra* est un mot hybride, formé du mot latin *mentula,* membre viril, et du mot grec ἄγρα qui signifie *proie, butin.* Ce dernier était ajouté au nom de certains organes pour en indiquer la maladie. C'est ainsi qu'on a dit *mentagre* pour maladie du menton, *pellagre* pour maladie de la peau, *podagre, chiragre,* maladie goutteuse des pieds et des mains. A côté de mentulagre, on trouve aussi quelquefois *pudendagre.* Torella emploie ce dernier nom dans le livre *Tractatus... contra pudendagram...* 1497. On trouve *mentule* dans Rabelais, pour désigner le membre viril.

à la reconnaissance de tout le genre humain, *car
après avoir été infecté de cette maladie malpropre et
contagieuse,* il a publié un savant opuscule dans
lequel il a décrit, dans ses moments de loisir et
avec une remarquable élégance, l'origine de ce
mal, sa nature, le régime à suivre et les remèdes
salutaires les plus appropriés. Ce livre (et je parle
en toute sincérité) est clair, élégant, agréable,
travaillé avec un goût exquis ; il procurera surtout
à ceux qui souffrent un soulagement et un secours
très avantageux, s'ils obéissent aux très savantes
prescriptions de l'auteur. Salut.

PRÉFACE

DE JOSEPH GRÜNBECK

SUJÉT ALLEMAND

SUR LA *MENTULAGRE*, MALADIE PESTILENTIELLE INCONNUE
DES SIÈCLES PRÉCÉDENTS.

Dans ces derniers temps, de tous les coins du monde, j'ai vu des fléaux, des maladies horribles et beaucoup d'infirmités s'abattre sur le genre humain. Parmi eux, *se glissa, des rives occidentales de la Gaule, un mal si cruel, si triste* et *si infect* que, jusqu'alors, on n'avait jamais vu ni connu rien de si atroce sur la terre, rien de plus terrible et de plus dégoûtant. Ce mal s'arrêta *d'abord sur l'Insubrie* (1), semblable à un ouragan produit par des nuages amoncelés, *ensuite,* traversant une grande étendue de l'atmosphère, poussé par la force des vents, il sévit sur *toute la province de Ligurie* (2). Comme

(1) *Insubrie :* province de la Gaule transpadane, au Nord du Pô. Milan était la capitale.

(2) *Ligurie :* province d'Italie, entre le Pô et la Méditerranée ; cette province renferme les villes de Nice, Coni, Gênes, Saluces, Alexandrie.

un fléau horrible et pestilentiel, il s'abattit *çà et là sur l'armée française* que par hasard le roi Charles VIII y avait rassemblée, poussé par l'ambition et par le caprice de soumettre l'Italie (1). Là elle affecta quelques *soldats* et quelques *habitants* du pays de *souillures,* de *pourriture,* de *douleurs poignantes,* telles que la langue humaine peut à peine les exprimer. De là l'infection, à la suite de la contagion, s'étendit sur toute la Ligurie et sur les autres rivages de l'Italie, *sur la Germanie, sur l'Espagne et sur toutes les parties du monde.* Elle affecta le genre humain, et aujourd'hui elle lui inflige les plus cruelles tortures. Ayant vu l'humanité tellement tourmentée de cette terrible maladie et n'ayant pu contempler sans étonnement ce *mal surnaturel,* très désireux d'en connaître l'origine et la source, de savoir s'il était l'œuvre de la volonté divine, le fait des astres, une machination du destin, ou un caprice du sort, et aussi de connaître sa nature, le nom qui lui convient, les remèdes dont les vertus pouvaient le combattre, je n'ai donné aucune trève à mes travaux, non seulement en feuilletant les statistiques des astronomes, sur les conjonctions des planètes, mais encore en interrogeant les mystères secrets de la nature et des livres sacrés, jusqu'à ce que j'aie acquis une intelligence et une connaissance suffisantes de

(1) Voir *Préface,* p. 27.

toutes ces choses. J'en ai fait le sujet d'un livre intitulé *Du mal français* (1). Mais peu après, dans la ville d'Augsbourg (2), à la demande de quelques-uns de mes amis et compagnons d'armes, j'avais donné un *festin* auquel assistaient non seulement Bacchus et Cérès, mais encore Vénus. Au milieu de nos plaisirs se glissa cette nourrice des fléaux humains, la *contagion*, armée de traits innombrables et empoisonnés, dont l'horreur nous effraya, nous fit abandonner le festin et prendre la fuite.

J'avais à peine franchi les portes d'Augsbourg pour aller dans la campagne, et je m'efforçais, par d'autres pensées, de chasser cette terreur qui s'était emparée de mes membres glacés, quand une divinité funeste, me saisissant inopinément par derrière, me blessa très grièvement (3). *Affecté tout entier par cette blessure, pendant presque deux années*, je négligeai mes fonctions auprès de l'empereur, mes relations avec mes compagnons d'armes, les soins à donner à mes affaires. Couché sur un petit lit de repos, involontairement, je me forgeais mille idées

(1) Voir *Préface*, p. 23.

(2) Augsbourg, ville de Bavière, au N.-O. de Munich.

(3) On excusera cette métaphore, si l'on se reporte par la pensée à la fin du xve siècle. Grünbeck dit : *A tergo ex improviso adortum*. Il est évident, par le titre même de son opuscule, qu'il n'a pas voulu parler de contagion *à postera Venere*, mais qu'il faut donner à ces mots la signification de *par surprise, sans que le sujet s'y attendît*.

bizarres, mille fantômes imaginaires. Cependant la longueur du temps, la solitude, les lourdes dépenses, la négligence de beaucoup d'affaires importantes (comme cela arrive quand on est séparé de son maître), et, ce que j'aurais dû dire d'abord, *les pustules inquiétantes, l'ulcération des membres, les douleurs des articulations*, tout cela commençait à me devenir insupportable. Je ne pus trouver de soulagement dans le petit livre que je venais de publier peu auparavant (1). J'ai bu et absorbé les remèdes de tous les médecins (et j'ai pu en relever la quantité), les potions, les électuaires, les pastilles, les boissons, afin de recouvrer la santé le plus tôt possible. Mais aucune lueur de leur savoir, aucune puissance de leurs médicaments ne m'ayant rendu mes premières forces, *j'ai senti ce poison se glisser peu à peu dans mes pauvres membres, indispensables à l'existence humaine*. Pris de désespoir, j'ai quitté les médecins et leurs médicaments pour me jeter dans les mains impitoyables des chirurgiens et des exploiteurs qui, de toutes leurs immondes officines (avec la tolérance des magistrats), vont, courant pour le malheur de l'humanité à travers les provinces, les villes, les maisons particulières, et s'empressent autour des malades par un bénéfice

---

(1) Grünbeck avait publié, en 1496, un petit livre intitulé : *Prognosticon seu Judicium de conjunctione Saturni et Jovis...* et le *Tractatus de pestilentiali Scorra sive mala de Franzos*. C'est évidemment à ce dernier qu'il fait allusion.

honteux (1). Je me suis abandonné à leur inexpé-
rience et à leurs essais incertains et difficiles. Dès
que je me suis aperçu qu'auprès d'eux, je ne faisais
que demeurer spectateur de mes maux et de battre,
pour ainsi dire, de la paille vide ou du chaume,
rejetant tout préjugé, je me suis armé de courage
contre ce redoutable ennemi, et, marchant au
combat, j'ai appris, par une observation exacte et
attentive, qu'il est l'*œuvre néfaste* de SATURNE et de
MARS, qu'il se glisse secrètement et furtivement
dans le corps humain et que, *commençant dans le
foie*, c'est là qu'il exerce son action délétère, d'abord
en brûlant le sang (2), ensuite en attaquant les
organes voisins, le cœur, les poumons, la rate, les
testicules. Il met la bile, la pituite et l'atrabile hors
de leur état naturel, et lorsque les humeurs ont été
viciées par le poison, l'ennemi ne tarde pas à attaquer les veines, les artères, les nerfs, les articulations, la peau, jusqu'à ce qu'il ait soumis tout le
siège de la vie à son joug redoutable. Une fois
maître de tous les organes internes, il rejette les
résidus de sa putridité, c'est-à-dire les *pustules et les*

(1) Ce passage montre que la chirurgie, à cette époque,
n'était pas réglementée en Allemagne et que les charlatans
avaient le champ libre.

(2) On considérait le foie comme l'organe de la sanguification. On lui reconnaissait aussi la propriété de faire la
bile, qu'on considérait comme une humeur dont se débar-
rassait le sang.

papules, à la superficie de la peau, et de cette manière, quand il n'y a pas de résistance suffisante, il domine tout le corps (1).

Aussi, lorsque j'eus parfaitement connu sa présence, sa disposition, sa nature, ses conditions, son genre et son espèce, sa force et sa puissance, non seulement sur moi, mais aussi sur mes amis de constitutions différentes, *qui avaient été affectés au plus haut degré ;* lorsque j'eus saisi, noté clairement et compris, avec l'aide de Dieu, ce redoutable adversaire, j'ai d'abord incisé le foie (2), sur lequel il a le plus d'action, puis les veines appelées hépatiques, et j'en ai fait sortir une grande quantité de sang corrompu. J'ai commencé ensuite à l'attaquer par des médicaments actifs, c'est-à-dire par des *bols*, quelquefois par des potions agréables *pour appeler le mal à la surface de la peau*, et en même temps je l'ai combattu par beaucoup d'espèces de pilules, de boissons, à l'aide desquelles j'ai d'abord fait disparaître les traces du mal ; et, grâce à ce moyen ingénieux, j'ai pu triompher de mon adversaire.

(1) Grübeck se figure bien la Syphilis comme une maladie *totius substantiæ*, et il considérait, ainsi qu'on l'a fait pendant longtemps, les éruptions comme une sorte d'émonctoire, lorsqu'il dit que cet ennemi « rejette les résidus de sa putridité, »

(2) Grünbeck semble avoir fait quelques autopsies, d'après ses propres expressions, *scalpris aggressus sum.*

Revenu victorieux et content, j'ai pris la plume, et j'ai décrit par ordre et avec beaucoup plus de détails, de clarté et de profit tout ce que j'ai observé, en me servant, comme je le pense, du véritable nom de la maladie. Que ceux qui sont affectés de *Mentulagre*, — car c'est ainsi que j'ai qualifié cette maladie, — méditent attentivement et à plusieurs reprises cet opuscule. Par ce moyen, avec la grâce de Dieu, ils triompheront de toutes leurs douleurs. Fait à BURCKHAUSEN, mon pays natal, le 3 des nones de mai, l'an 1503, le 18e du règne de MAXIMILIEN (1).

(1) Grünbeck, en indiquant l'année 1503 comme la dix-huitième du règne de Maximilien, fait allusion au titre de roi des Romains, qui fut donné à ce prince à Francfort, le 16 février 1486. Le couronnement eut lieu à Aix-la-Chapelle, le 9 avril de la même année. Ce n'est qu'en 1493 qu'il succéda à l'empereur d'Autriche Frédéric III, le Pacifique, son père.

OPUSCULE

DE

JOSEPH GRÜNBECK

sujet allemand

SUR

LA MENTULAGRE

MALADIE VIRULENTE ET INCONNUE

Pris dès ma jeunesse de l'immense désir de beaucoup voir et de beaucoup entendre, et voulant un jour satisfaire mes goûts, je quittai le sol paternel et me dirigeai vers des rivages étrangers, à la recherche des choses nouvelles. Je portai d'abord mes pas vers l'Italie, cette terre si féconde en prodiges de toute nature. A peine eus-je touché les rives du Tibre, que du fond du fleuve une voix se fit entendre : « *Arrière, fuis, prends garde ! D'ici va sortir une peste qui bouleversera tout l'Univers* » (1). Cette voix ne me troubla pas moins que si j'eusse été frappé à l'improviste, par un coup de foudre, qui aurait dérangé mon esprit. Dans ce

(1) Tout ce récit est une allégorie dont il est assez difficile de saisir le sens.

trouble, je me trouvai transporté par je ne sais quel génie au milieu d'une épaisse forêt. Là, pendant trois jours, j'ai été en proie à de graves soucis. Car, pendant tout ce temps, des cris pitoyables et de formidables lamentations frappèrent sans cesse mes oreilles, glacèrent tous mes membres de terreur, et me firent dresser les cheveux sur la tête. Dès lors je fis appel à toutes les forces de mon âme et de mon corps pour pouvoir prendre la fuite. Je me suis trouvé transporté aussi loin que le serait une pierre lancée par la main d'un homme. Là, de nouvelles afflictions et de nouvelles lamentations firent couler mes sueurs et mes larmes. Je portai et reportai les yeux çà et là, pour chercher à voir d'où sortait ce bruit ; mais aucun être vivant ne se présenta à ma vue. Alors j'ai cherché en moi-même la signification de ce prodige. O mon Dieu ! consolateur des affligés (me dis-je en moi-même), envoyez-moi quelque mortel qui m'éloigne de ces lieux troublés et me conduise parmi mes semblables, pour que je ne succombe pas ici d'une façon si misérable. Au milieu de ces pensées, un bruit effroyable frappa mes oreilles, bruit analogue à celui que produit la hache frappant à coups redoublés et retentissants sur les grands arbres. Supposant la présence fortuite d'hommes qui fendaient du bois, je me suis approché, et après avoir porté partout mes yeux et mes oreilles, ma vue tomba tout à coup sur une bête horrible et immonde, *ayant l'aspect humain, percée et déchirée de blessures et d'ulcères nombreux,* endormie et couchée au pied d'un hêtre. A son aspect, mes yeux cessèrent pendant quelque temps de voir, jusqu'à ce que mes esprits, qui avaient été refoulés au cœur, eussent regagné leurs places habituelles, où ils redonnent à l'âme l'énergie et au corps la force pour les rudes travaux. Ayant repris une nouvelle vigueur, je voulus rechercher d'où venait cette bête cruelle, quelle était sa nature, quels présages elle m'annonçait. Après mûre délibération, je me suis approché, j'ai tendu ma main droite, et à peine eus-je introduit le doigt dans la plaie, que l'animal informe, sortant du sommeil, prononça ces paroles : « Quel hôte étrange se présente ici ? Depuis vingt lustres, nul pied humain n'a troublé cette solitude. Approche, je t'en conjure, si tu es homme, et si tu as quelque piété, et regarde mes plaies où fourmillent les vers. Je suis cette Humanité elle-même à laquelle tu as emprunté cette beauté corporelle et tout ce qu'il y a de remarquable dans ta nature, esprit distingué, science parfaite, rare perspicacité des choses et autres qualités innombrables. Je suis gisante ici, comme tu le vois, percée des traits nombreux du malheur et de l'affliction et, depuis longtemps déjà, le monde céleste prépare ses plus redoutables aiguillons de supplices et de tortures ; le cruel SATURNE, fort peut-être de l'approbation du maître des cieux, les lancera prochainement contre moi.

Car, en 1484 (1), peu avant la conjonction de Jupiter et de Mars dans le Scorpion, cet ennemi de la nature et de toutes les créatures s'étant glissé clandestinement pendant la conjonction de ces planètes, détermina une collision, qui m'a enlevé toute lueur de salut. Et depuis des milliers d'années (2), il est d'usage que tout le courroux, toutes les querelles célestes m'accablent : voilà pourquoi je me consume, victime de cette redoutable *conjonction des astres* que le temps ne peut éteindre. Voilà, dis-je, le mal dont je souffre ; je n'ai jamais senti rien de pire, de plus terrible, ni de plus cruel. »

Ces paroles étaient à peine achevées, que l'ennemi fatal, se glissant aussitôt, peu à peu et sans bruit dans le corps, provoqua de funestes symptômes. *Au milieu du front s'éleva une corne qui, comme d'un phlegmon purulent récemment ouvert, donna issue à une humeur abondante et fétide.* Tous mes membres furent frappés de stupeur. Je portai les yeux de tous côtés, sur tout mon corps ; je contemplai ma *verge* qui était couverte entièrement comme d'une *écorce très dure*, assez analogue à une sorte de fourreau. Ne pouvant, par aucun effort intellectuel, avoir l'explication de

(1) Voir *Préface*, p. 19.

(2) Le texte dit : *Septingentis et sex millibus annis*, six mille sept cents ans. Il suit la chronologie des Septante.

ce prodige insolite, et écœurant, je sentis peu à peu disparaître en moi le désir excessif de connaître et d'approfondir ce mystère, ainsi que la variété et la nature de la maladie ; je voulus m'enfuir avec rapidité : mes pieds s'acquittèrent admirablement de leurs fonctions, et bientôt comme un brouillard, disparurent toutes mes inquiétudes.

En deux heures environ, je m'élançai de la forêt dans les champs des Etrusques (1), peuple fort au courant des nouvelles. Là j'ai appris que deux *armées* très puissantes allaient combattre dans les plaines voisines pour la liberté de l'Italie. Me rappelant que, dans tout pays, l'arrivée d'un peuple étranger, amenant la guerre avec lui, apporte non-seulement la terreur, la dévastation des champs, la famine, l'incendie, la défaite et les autres calamités, mais encore laisse derrière lui des malheurs particuliers, des maladies inconnues et funestes, j'eus l'idée de me rendre en hâte au camp des ennemis, pour voir si cette *honteuse maladie* était la compagne des soldats : d'où l'on pouvait conjecturer que tout le genre humain y serait exposé et qu'on verrait l'accomplissement des prédictions faites peu auparavant sur les bords du

(1) L'Etrurie ou Tuscie, ou Toscane avait pour villes principales : Florence, Pise, Lucques. C'est près de Lucques que Charles VIII rallia son artillerie qui était partie par mer.

Tibre. Frappé par le son des trompettes et par le bruit des chevaux, je portai mes pas vers les vallées et les plaines où étaient réunis les bataillons et les cohortes. On avait alors, par hasard, fait une suspension d'armes. D'un côté étaient nos ennemis, les légions du roi de France CHARLES VIII, qui tentaient de reconquérir l'Italie ; de l'autre, les armées du puissant MAXIMILIEN, empereur et roi d'Allemagne, qui s'efforçaient de repousser les attaques des Français contre la liberté italienne. Il me fut ainsi possible de converser, de manger, et d'entretenir quelques rapports avec les soldats. Profitant de cet avantage, je me mêlai à des amis, à des connaissances, je visitai les travaux des camps ; je m'enquis des misères, des souffrances ; je cherchai cette *maladie inconnue et fatale* et ne laissai dans le camp aucun coin, aucune place, sans l'examiner avec un soin particulier, jusqu'à ce que j'eusse découvert, ô douleur ! cet ennemi si funeste qui devait affliger la misérable humanité et l'exposer à des tortures de toute espèce.

Est-il rien de plus terrible, de plus abominable, qui ait jamais frappé les sens de l'homme ? Il est difficile de dire, presque impossible de croire quelles souillures, quelle pourriture, quelles ordures, quelles *douleurs* atroces torturèrent les *corps* de quelques *soldats. Quelques-uns, depuis la tête jusqu'aux genoux, ont été atteints d'une espèce de gale (scabies) horrible, dégoûtante, continue, infecte et noirâtre, qui (à l'exception des yeux), se montrait sur toutes les parties de la face, de la tête, du cou, de la poitrine et du pubis. Les manifestations étaient si dégoûtantes, si abominables que les malheureux, abandonnés de tous leurs compagnons d'armes, s'étiolant à l'air dans les plaines vastes et nues, ne souhaitaient rien autant que la mort. D'autres s'efforcèrent d'arracher avec leurs ongles ces aspérités disséminées sur le corps, mais beaucoup plus dures que l'écorce des arbres, siégeant au sinciput, au front, au cou, à la poitrine ou à l'occiput, aux fesses et aux autres parties du corps. Les autres étaient affectés d'un si grand nombre de pustules et de verrues sur tous leurs membres, qu'il était impossible de les compter exactement. Chez beaucoup d'autres cependant, la face, les oreilles et les narines étaient recouvertes de pustules épaisses et rugueuses qui s'étendaient en long, en forme de durillons ou plutôt de petites cornes, donnant issue à un liquide pestilentiel et putride et qui avaient l'apparence de dents sorties de leurs alvéoles* (1).

Les uns, au lieu de s'affliger de leurs misères, attirèrent eux-mêmes sur eux le rire et les moqueries. *Les autres*, au contraire, loin de s'abandonner au rire ou à la plaisanterie, étaient tristes, s'affligeaient et

(1) Dans toute cette description, on ne trouve que des éruptions, des syphilides ulcéro-croûteuses, papulo-croûteuses, à forme végétante.

gémissaient sur leur *sort misérable, à cause de l'ulcération de leur membre viril*. Ils furent pris en pitié
par les campagnards et les gens naïfs (car ceux qui
avaient quelques lumières se détournèrent de cet
horrible spectacle et de ces maux honteux). Les
premiers quittant leurs charrues et leurs champs
vinrent avec des poignées d'herbes et en exprimè-
rent les sucs sur les *membres languissants et couverts
de croûtes verruqueuses :* la plupart de ces ignorants
appliquèrent ou de l'encre de cordonnier ou d'autres
substances à leur fantaisie, avec lesquelles ils pensaient avoir de bons résultats et ramener la santé.

Mais tous ces remèdes étaient nuls et insuffi-
sants; la maladie ne se contenta pas d'infliger mille
tortures à ces malheureux; elle répandit son *venin
contagieux* sur les Italiens, les Allemands, les
Suisses, les Bavarois, les Rhètes, les Noriens, les
Bataves, les Morins, les Anglais, les Espagnols (1)
et tous les autres peuples que les nécessités de la
guerre avaient rassemblés. Les *chirurgiens* qui d'or-
dinaire brillent plus par leur vanité que par leur

(1) *Rhètes*, peuples de la Rhétie, pays qui fait aujourd'hui
partie du Tyrol, des Grisons, de la Souabe.

Noriens ou *Noriques*, font aujourd'hui partie de la Styrie,
de la Bavière, de l'Autriche.

Bataves, aujourd'hui pays de Hollande.

Morins, aujourd'hui ce pays fait partie des départements
du Nord et du Pas-de-Calais.

expérience, comptant tirer de cette maladie honneur et profit, *prescrivirent les bains, les sudorifiques, les liniments, sur tous les membres, s'efforçant ainsi d'expulser ce venin par l'eau, l'alun, le vitriol blanc, les décoctions d'autres substances acides ; mais ils ne firent qu'augmenter la faiblesse et la débilité du malade*, et cela à ce point que nul ne fut plus malheureux ni plus affligé que leurs pauvres victimes. Mais lorsque cette *infection* se fut étendue non seulement *dans le voisinage, mais sur presque toute la terre, et qu'elle eut commencé à sévir sur les chefs, les grands, les rois et les princes,* les médecins du vulgaire, gens cupides qui prétendent reconnaître toutes les maladies du corps humain, par l'examen trompeur des urines, s'efforcèrent à prix d'argent et par toute espèce de médicaments d'expulser du siège des esprits vitaux (1) cette maladie pestilentielle et de ramener la santé dans le foyer du sang (foie), par tous les procédés habituellement employés pour apaiser les désordres provoqués par les maladies et pour rendre au corps sa vigueur. Mais ces procédés réussissant beaucoup moins que les moyens douteux précédemment employés, on songea à un autre genre de médicaments. L'esprit s'égara à perte de vue, à leur recherche : pris forcé-

(1) On croyait toujours, d'après Galien, que le cœur était le principe de la vie, le siège des esprits vitaux, tandis que le foie était le foyer du sang.

ment de découragement et de fatigue, il arriva à
des résultats beaucoup moins fructueux et utiles
que ceux fournis par l'empressement des gens de
la campagne ou par l'intrigue des chirurgiens.

Sur ces entrefaites, les armées, par suite de l'ambition secrète des Français, se séparèrent. Alors avec
quelques marchands je parcourus la Pannonie (1),
puis la Sarmatie (2), d'où je revins au foyer paternel. L'empereur m'honora de ses faveurs. Rien ne
me fut jamais plus avantageux ni plus agréable,
non-seulement à cause des vastes et immenses connaissances du plus bienveillant des souverains, mais
encore à cause du voyage qu'il fit avec la plus
grande curiosité : car, général et chasseur à la fois,
il a une instruction profonde, des mœurs distin-
guées, du savoir, une sagesse divine, de la pru-
dence, de la modestie et une foule d'autres qualités.
Chez soi, au milieu des caresses et des embrasse-
ments de ses parents, on ne trouve rien de tout
cela. Aussi notre empereur, à moins d'y être forcé
par les importantes affaires du gouvernement ou
de ses vastes États, reste rarement en repos ; la fortune m'ayant fait le familier et le compagnon

(1) *Pannonie*, aujourd'hui partie Est de l'Autriche et partie
Ouest de la Hongrie.

(2) *Sarmatie*, région qui, en Europe, s'étendait entre la mer
Baltique et la mer Caspienne, au Nord du Pont-Euxin.

d'armes d'un si grand prince, je compris que je ne devais pas le moins du monde m'engourdir sous mon toit, demeurer loin de lui, au milieu des barbares de mon pays natal, mais que je devais de jour en jour, d'heure en heure, me perfectionner dans les connaissances étrangères. Il partit pour quelques années dans différents pays et je me suis efforcé de me tenir le plus possible auprès de lui.

Pendant ce temps, tout allait assez bien et au gré de mes désirs, quand cette *dégoûtante maladie* envahit toute la Germanie, et sévit sur les villes, les cités, les camps, les bourgades, les campagnes. Je me promenais dans les plaines d'Augsbourg, lorsque tout à coup j'en fus affecté. Je reçus ce premier trait vénéneux *sur le gland, qui se tuméfia, au point de pouvoir à peine être saisi entre les deux mains* (1). Effrayé et chagrin, je revins à la ville, à mon domicile habituel ; ne sachant si je devais découvrir la chose à mes amis ou bien garder le silence, je m'abstins quelque temps de me montrer en public. Comme cela arrive habituellement, mes amis qui me venaient voir et mes domestiques, frappés *par le changement de mon teint*, soupçonnèrent quelque maladie ou quelque infirmité, et me demandèrent avec la plus grande sollicitude ce

(1) Infection par la verge : Syphilis débutant par le gland. C'est la contagion habituelle.

qui pouvait autant me bouleverser. Comme je n'avais osé, par pudeur, avouer ce mal que je cachais depuis longtemps, je cédai enfin aux prières et je déclarai avec quelques détours le mal qui m'affligeait, c'est-à-dire que *j'étais affecté de cette maladie pestilentielle qu'on appelait le Mal gaulois ou français*.

A peine l'avais-je dit, que mes amis les plus intimes me tournèrent le dos, absolument comme si les ennemis se précipitaient sur eux l'épée à la main, et ils oublièrent dès lors les devoirs de l'hospitalité et de l'amitié. Cette infidélité excita en moi un nouveau chagrin. Alors, me dis-je, j'ai pu apprécier par moi-même la vanité, la ruse, la fraude, la perfidie de l'espèce humaine ; j'en ai souvent gémi. Mais l'homme est léger ; quoi que je fisse, je n'ai jamais pu trouver chez lui plus de force, de constance, de fermeté que dans l'eau qui coule. Je m'éloignai sans chagrin du commerce de mes compagnons, du faste de la Cour et je m'enfermai de mon plein gré dans ma prison volontaire.

Cependant lorsque je fus délivré du souci de mes fonctions et des préoccupations de la guerre, qui ordinairement détournent notre esprit des douleurs poignantes, des peines et des chagrins, *la tumeur du gland vint à se résoudre en un grand nombre de pertuis qui pendant environ quatre mois*

*donnèrent sans interruption issue à une sanie pu-
tride* (1). *Et comme* par aucune espèce de médicament, *je ne pus arrêter cette suppuration, qui des-
cendait dans la verge, les testicules et les ulcérait en
grande partie,* je m'adressai à un empirique intelli-
gent et habile qui, *attaquant l'ulcération avec une
poudre odoriférante,* provoqua une douleur si vive
que je ne fus maître d'aucun de mes membres.
Cette poudre, quelle qu'elle fût, détruisit en vingt-
quatre heures le *principe pestilentiel ;* et *à la suppuration locale et circonscrite succédèrent des pustules verruqueuses à la superficie de la peau et en
beaucoup d'autres endroits.* Le mal acquit plus de
puissance, et ni l'habileté des médecins les plus
célèbres et les plus renommés, ni l'activité d'aucun médicament ne purent le combattre ni le faire
disparaître.

Dans ces fâcheuses circonstances, je me suis
adressé à des industriels, à des charlatans, leur
demandant de faire tous leurs efforts pour vaincre
la ténacité, la témérité et l'audace de mon ennemi.
C'est alors que l'un de ces gens, plus hardi que les
autres, qui jadis avait été tailleur et qui, n'ayant
pas tiré assez de bénéfices de son état, s'était livré
à l'exercice de la médecine, m'engagea à ne pas

(1) Syphilides secondaires, nées au voisinage du chancre
initial.

perdre courage. Seul, avec de la couenne de lard, il voulait mettre mon adversaire en fuite. Comptant sur la guérison, je lui confiai ma vie. Par hasard, il avait volé à quelqu'un un *emplâtre composé de vif argent*, d'alun calciné, de résine de pin, de céruse, de litharge d'or et d'argent, de mastic, d'oliban et de cire vierge (1).

Moi qui auparavant aurais eu horreur d'un tel procédé, je ne tins nul compte du larcin, et prenant ce mélange rendu liquide, le charlatan me fit *deux fois par jour des onctions sur tout le corps devant un fourneau allumé*. Il ne s'était point trompé, car le septième jour, il me remit pour ainsi dire à neuf, et tous mes membres reprirent leur brillant aspect.

Cela fait, je remontai à cheval et voulus comme auparavant suivre l'Empereur. Je n'étais pas encore près de lui que je ressentais dans les *jambes de pénibles reliquats*, accompagnés de nouveau d'une *douleur* telle que je ne pus ni me tenir en selle, ni me livrer à d'autres promenades (2). *Peu à peu se manifestèrent sur le gros des cuisses des tubercules presque aussi durs qu'une pierre* (3). Dès lors, nouvelles angoisses ; difficultés bien plus grandes pour le traitement ; car des médecins célèbres et recom-

(1) C'est la première mention des frictions mercurielles.
(2) Récidive.
(3) Gommes.

mandables par leurs titres et leur savoir, ne voulant pas souiller par une mauvaise odeur leur odorat accoutumé aux parfums, ni salir par la malpropreté des plaies leurs doigts toujours réchauffés par beaucoup d'or, *me traînèrent pendant dix mois.* Les apothicaires eux-mêmes, qui connaissent tout, qui vont chercher leurs médicaments sur le Mont Caucase et les Alpes Caspiennes ou les recueillent sur les bords du Nil et du Gange, les empruntent aux Sarmates et aux Scythes, ne donnent pas leur temps pour rien. Aussi quel est celui qui, en présence de l'avarice, ou plutôt de l'insolence et de la cupidité de tels hommes, ne succomberait plutôt que de recouvrer sa santé première ? Mais les Dieux ont décrété que cette race humaine, presque divine, qui, quelquefois, au mépris des Dieux eux-mêmes, usurpe trop les attributs de la divinité, doit dans ces fâcheuses circonstances voir son intelligence s'affaiblir et s'obscurcir, au point de ne pas apporter de secours à l'humanité souffrante, jusqu'à ce qu'elle ait expié par un tel châtiment son insolence criminelle.

Aussi depuis longtemps j'ai demandé au premier venu conseil et secours. Les uns m'avouèrent leur ignorance complète, ou bien, par la variété de leurs avis qui ne s'accordaient en rien, ils me rendirent l'esprit si perplexe que, *ballotté presque pendant deux ans sur une mer de souffrances, de tubercules et d'ulcérations,* je ne pus à aucun prix gagner le port du salut (1). Aussi, pour reconquérir mon ancienne vigueur, pour surnager sur cette mer de douleurs et de tourments, je dus me soumettre à la volonté divine qui a donné aux paysans et aux barbares seuls la possibilité de guérir cette maladie ; j'eus recours à des gens du vulgaire, quels qu'ils fussent, vidangeurs, fossoyeurs, cordonniers, moissonneurs ou sarcleurs, et leur demandai à n'importe quel prix, de m'enlever avec l'instrument tranchant *ces tubercules, avant-coureurs des plaies nombreuses, horribles et incurables,* d'évincer ce poison par des pilules, des onguents, du cérat ou d'autres remèdes ; et assurément c'est par les efforts, par les soins, par la vigilance de ces paysans, de ces gens communs (bien qu'il m'en ait coûté beaucoup de temps et de peine), que j'ai pu guérir pour la seconde fois de cette maladie dont j'étais gravement atteint. Je pus ainsi reprendre mes occupations habituelles, remplir convenablement auprès du roi mes fonctions de secrétaire et monter à cheval ; mais cette joie fut de courte durée.

En effet, pour suivre l'Empereur partout, il faut pouvoir supporter les vicissitudes des voyages fréquents, une nourriture insipide, ennuis inévitables pour ceux qui changent souvent de résidence,

(1) C'est une métaphore d'assez mauvais goût.

allant par monts et par vaux (1). Comme je suis
resté rarement en arrière, et que j'ai dû faire usage
de ces aliments qui répugnent à mes goûts, il m'est
arrivé quelquefois, dans des cabanes de paysans, de
ne faire usage que de vin miellé : cette alimenta-
tion, la fatigue corporelle, l'inflammation consécutive ne me laissèrent pas assez de forces pour
résister aux humeurs morbides qui, pour la troisième fois, se montrèrent peu à peu, finirent par
m'accabler et me firent interrompre mes fonctions (2).

Dès que j'eus senti que la mauvaise fortune ou
les destins contraires sévissaient si fort contre moi,
et me criblaient de traits de feu, que ma maladie
s'aggravait, que je ne pouvais obtenir de personne
ni conseils, ni secours, que par mes absences je
négligeais mes fonctions, que je dissipais ma fortune, me raidissant contre cette fatalité, je me suis
armé de tout mon courage, de toute ma force, de
toute mon énergie, et me plongeant pour ainsi
dire dans les profondeurs de mon imagination,
dans mes rêves, dans mes contemplations, je cherchai à savoir s'il serait possible de tenir enfin ces
remèdes tutélaires qui me permettraient de résister

(1) Pour les voyages de Maximilien, voir : *Prosopographia
Heroum atque illustrium virorum totius Germaniæ..., authore
Heinrico Pantaleone, Physico Basiliensi*. Basileæ, 1566,
t. III, p. 23.
(2) Troisième récidive.

à l'adversité. Je me remémorai activement en quelques heures tout le bagage de la science et de l'expérience, et j'arrivai ainsi comme dans une petite forteresse, dans laquelle se trouvaient beaucoup d'événements du temps passé, avec la cause de ces événements. Alors en considérant et en étudiant l'*origine* de cette *souillure*, sa manière d'être, la source dont elle est sortie, en cherchant à savoir si elle est un effet de la volonté des dieux ou l'œuvre des astres, ou une machination du sort, ou un jeu de la fortune, par quelle voie elle pénètre dans le corps, quels membres elle affecte de préférence, je songeai au nombre considérable d'agents médicamenteux capables de protéger la fragilité humaine contre le courroux des dieux.

Pénétré de cette conviction, j'ose d'abord déclarer que *cette maladie pustuleuse, qui déjà afflige tant l'humanité*, est le produit du courroux et de la vengeance célestes, car on préfère le vice à la vertu, on loue le crime, on se rit de la religion, on méprise la justice, on préfère la violence à la bonne foi, la fraude à la parole jurée, le crime à l'innocence; on méprise le courage, la tempérance et toutes les autres vertus. A notre époque, il n'y a de bon, de droit, d'honnête que ce qui est en lutte continuelle avec la bonté et l'honnêteté; et l'aveuglement est tel que l'homme ne redoute pas beaucoup ces châtiments que le ciel, si clément jusqu'à ce jour, lui a infligés pour le punir de ses fautes.

Aussi ce nouveau fléau a sévi avec une intensité telle que, s'il ne s'apaise, et si des maux plus graves en sont la conséquence, on peut dire que c'en est fait du genre humain. Si l'on voulait le nier, les arguments contraires viendraient en foule. Dans les siècles passés en effet, il ne s'est pas rencontré un homme assez pur, assez honnête, assez immaculé pour être resté à l'abri des inconvénients de l'adversité et du malheur ; et, dans ces circonstances, les fautes habituelles inhérentes à la fragilité humaine, l'insolence, l'amour immodéré des richesses, l'injustice, la jalousie ont été expiés par des peines, des inondations, des incendies, des morsures de sauterelles, de crocodiles, par la famine, la défaite et la peste. A ces châtiments qui fondent tous sur nous en même temps, il faut ajouter des malheurs et des misères bien plus graves encore. D'où il résulte nécessairement que notre vie est plus misérable et perdue de vices plus honteux que celle de nos ancêtres. C'est par suite de cette dépravation que ce mal redoutable et le plus horrible de tous sévit contre nous.

Personne cependant ne niera (ce que je crois devoir établir en second lieu) que la nature et les *astres eux-mêmes n'aient concouru à engendrer cette maladie;* que les étoiles filantes ne produisent par leur rencontre des effets puissants et terribles : et quand, quelques années auparavant, sont survenues des conjonctions sidérales anormales, quand des hommes affirmèrent avoir vu peu auparavant le *congrès* de SATURNE et de JUPITER dans le signe du Scorpion (1), il faut en conclure que ces causes n'y sont pas restées étrangères. C'est chez tous les astrologues instruits une opinion banale et commune (2) à savoir que JUPITER est pour ainsi dire le père, le tuteur et le conservateur du sang et de la force vitale, quoique d'autres attribuent ce pouvoir à APOLLON ; mais SATURNE engendre, maintient et conserve cette humeur ennemie et nuisible qu'on appelle atrabile ou mélancolie ; MARS engendre la bile ou la colère, et depuis que SATURNE, le froid et le sec, a opprimé JUPITER (le sang) dans le royaume de MARS, et que MARS comme chef et arbitre de ce combat, abandonnant JUPITER, a fait cause commune avec SATURNE, ils ont mêlé leurs propriétés pestilentielles aux humeurs saines de JUPITER dans

(1) Il y avait eu conjonction de Saturne et de Jupiter dans le signe du Scorpion (octobre et novembre), le 25 novembre 1484, à 6 h. 4' de l'après-midi.

(2) Nous avons respecté le texte latin de Grünbeck qui est assez obscur. Voici la pensée de l'auteur, pensée reposant tout à fait sur l'humorisme : — l'humeur primordiale qu'il appelle la bile a été altérée par la prédominance de la mélancolie sur le sang ; il y a eu mélange de la bile et de la mélancolie et infection consécutive du sang.

lesquelles consiste la vie des êtres animés. En les faisant sortir tout à fait de leur nature primitive, ils occasionnèrent ainsi l'inflammation, la corruption, la putréfaction et le poison mortel. C'est là cet unique ennemi fatal que j'ai nommé tant de fois, œuvre funeste de SATURNE et de MARS, qui d'abord s'est porté sur les parties nobles, cômme on le constata chez les FRANÇAIS *(car ce sont eux qui paraissent presque les premiers avoir été affectés de cette maladie, ce qui lui fit donner d'abord la qualification de Mal français (1), du nom de cette nation)*, ensuite elle envahit le foie sans bruit, sans éclat, doucement. Car c'est dans la nature de cette maladie de ne pas déterminer immédiatement de lésion aux membres, mais seulement *après* l'espace de trois mois (2) (ce n'est que le quatrième mois qui est pour elle le moment le plus favorable pour se manifester énergiquement sur les autres membres). Et lorsqu'elle s'est complètement établie dans cette région principale du corps humain et qu'elle s'y est solidement fortifiée contre toute attaque, elle torture de son poison, avec une cruauté et une rigueur

(1) Grünbeck, et cela ne surprendra pas si l'on songe à sa nationalité, reporte sur les Français l'origine de la syphilis. Nous avons vu précédemment que Bartholomeo Senarega dit qu'elle existait en Italie deux ans avant l'arrivée de Charles VIII, *duobus annis priusquam Carolus in Italiam veniret* (Muratori, *ouv. cité*, t. xxiv, col. 558). Voir *Préface*, p. 30.

(2) C'est en général le troisième mois que se manifestent les accidents secondaires.

des plus grandes les régions voisines du cœur, des poumons, de la rate et des testicules. Ces parties une foie envahies, elle dirige ses atroces tortures dans les régions les plus élevées, où préside la raison, ne respecte ni les veines, ni les artères, ni les nerfs, ni les membres, ni les muscles, ni les articulations, ni les os, ni la chair jusqu'à ce qu'elle ait soumis l'être tout entier à son joug intolérable (1). Cela fait, toutes les parties internes obéissent à l'ennemi ; et la partie externe de ses membres n'est pas à l'abri de ses coups.

Elle déclare la guerre aux médecins eux-mêmes, montrant à *la superficie de la peau*, comme un drapeau de haine et de discorde, *une petite verrue qui, dans le cours de la lune, acquiert les dimensions d'une grande pustule, et qui, en deux ou trois mois, persistant dans quelque partie du corps, laisse toujours échapper un suintement vénéneux*. Tourmentés par ce phénomène, les médecins s'efforcent de le combattre et, à l'aide de nombreux médicaments, de le détruire ou de le faire disparaître, mais ils demeurent impuissants. Ils sont forcés de faire ce pacte honteux avec l'ennemi, de le laisser librement et sans empêchement *exercer pendant un lustre sa tyrannie* contre la pauvre humanité, l'accabler, la glacer d'effroi et la briser. Ce pacte de-

---

(1) C'est la description sommaire, il est vrai, de la syphilis viscérale, mais elle est complète.

meure si fermement établi entre eux, que jusqu'à ce jour je n'ai ni vu ni entendu parler d'aucune alliance plus solide ni plus ferme : pendant *cinq ans cette maladie est tellement tenace*, qu'il n'est aucun médicament certain ou constant qui puisse la soulager. Cependant *lorsque cette première pustule se ramollit ou disparaît d'elle-même, d'autres en très grand nombre se manifestent à la superficie de la peau, sur tout le corps ;* elles affectent les *formes les plus variées*, ainsi que je l'ai observé précédemment chez les Français; il est évident pour tout le monde que celles qu'on observe chez *les mélancoliques* sont *plus grandes, plus putrides, plus fétides* et qu'elles sont *noires* et *rugueuses* à cause de l'humeur noire qui, par l'accumulation considérable de sang putréfié et de bile enflammée, s'élève des parties profondes à l'extérieur (1). Chez *les hommes bilieux*, elles ne sont pas *beaucoup plus petites*, mais elles arrivent à *un certain nombre ;* elles sont *plus dures, noirâtres, sèches, resserrent la peau* d'une façon surprenante, à cause d'une trop grande abondance de calorique qui brûle tellement le sang putride que toutes ces croûtes ne peuvent donner aucune humidité. Aussi les malheureux éprouvent-ils de *grandes tortures, comme si un réchaud était placé près de la peau. Mais les chemises ou autres*

---

(1) C'est le chancre induré suivi de ses manifestations, dont la gravité varie selon les tares organiques du sujet.

vêtements analogues de toile sont imbibés fréquemment de ce suintement malpropre, corrosif et visqueux, et la sueur de ces malades elle-même est comme de la glu. Dans cette circonstance on rencontre toutes les variétés, et en général les *psores* qu'on observe habituellement aux extrémités chez les sujets d'un tempérament pituiteux et sanguin, présentent, *à la tête, un aspect noir et dur,* bien que *habituellement cette psore blanchisse et soit molle sous le doigt* qui la presse fortement. Toutefois cela se rencontre rarement.

Mais il existe des différences selon la constitution du corps, la variété des humeurs, la quantité, la qualité, la gravité ou la légèreté, parce que les sujets *pituiteux* sont beaucoup moins tourmentés de ces rugosités, qui chez eux sont moins étendues, moins nombreuses, moins rudes et qui souillent moins par leur suintement malpropre les chemises et les vêtements. Légèrement comprimée entre les doigts, la pustule, à cause de l'abondance des humeurs, donne issue à un liquide blanchâtre qui inquiète peu les malades ou ceux qui les observent.

C'est ainsi que les individus *sanguins* supportent plus patiemment leur mal, rient et plaisantent d'eux-mêmes, lorsque au milieu des festins ils voient les *pustules humides donner spontanément issue à du pus.* La seule chose qui leur soit pénible, c'est de voir leurs *vêtements souillés jour et nuit par cette humeur sanieuse.*

De tout ceci il est évident que *cette terrible maladie se présente sous quatre formes particulières qui semblent différer entre elles par leur quantité et par leur nature des autres espèces de pustules, de verrues et de rugosités;* et que dans chaque espèce il existe également différentes humeurs qui se frayent leur passage accoutumé et inévitable, motifs pour lesquels *les causes de la maladie ont été inconnues jusqu'à ce jour et le traitement difficile* (1). J'en ai fait l'expérience sur moi-même : lorsque j'ai voulu appliquer sur mon foie enflammé des *substances réfrigérantes,* il m'est survenu de *grandes douleurs de tête;* puis, lorsque j'ai tenté de modérer par des *médicaments secs,* la trop grande humidité du cerveau, *mes intestins s'enflammèrent* de plus en plus; il en fut ainsi jusqu'à ce que j'eusse bien examiné en moi-même toutes les indications de mon mal, et qu'après bien des inquiétudes et des soucis de mes affaires, j'eusse commencé à veiller avec plus de soin et de circonspection à ma santé.

Cette maladie, vous pouvez m'en croire, est bien plus grave que je ne le pensais. Lorsque, par

(1) Grünbeck fait allusion aux quatre humeurs, le sang, la bile, l'atrabile et la pituite.

l'ancienneté du mal, par sa nature ou par l'action des médicaments, toute souillure a disparu, lorsqu'on se croit débarrassé de l'ennemi, de nouvelles douleurs jaillissent de cette *source d'impuretés*, à laquelle j'ai cru devoir accorder la troisième place au lieu de la seconde (1). Ces douleurs se manifestent dans les veines, dans les artères, dans les *membres et dans les articulations : chez quelques-uns elles donnent lieu à de si grandes tortures qu'elles déterminent des insomnies pendant 40, 60 ou 100 nuits. Quelques-uns privés de sommeil le jour et la nuit, éprouvent des maux de tête horribles. D'autres ressentent dans les épaules des élancements et une douleur sourde inexprimables, ou bien dans les coudes, dans les genoux, au devant des jambes ou bien dans tous ces membres en même temps. Ils ne peuvent ni se tenir debout, ni marcher, ni se livrer à aucun travail corporel.* Et tandis que ce poison, ainsi que je l'ai dit, attaque le corps, que la nature chasse vers les extrémités une grande partie de la matière morbide et qu'elle s'épuise à consumer le reste ; au milieu de ce travail même qui devrait être réservé à la digestion des aliments, toute la région intestinale est remplie de vapeurs de mauvaise nature, parce que de ce débordement chaud

---

. (1) L'auteur veut parler des phénomènes que nous rangeons dans la catégorie des accidents tertiaires et dont il fait l'énumération.

et sec d'impuretés émanent des exhalaisons légères et aiguës : mais de ces putridités s'exhalent des vapeurs épaisses (comme on l'observe habituellement dans les endroits marécageux) : elles s'élèvent *à la tête* et semblent la *briser par leurs retours fréquents et périodiques, se manifestant surtout à la région postérieure* qui manque de pores ou d'ouvertures. Aussi la nature ne peut-elle se protéger de ce côté comme au sinciput où les narines servent d'émonctoire pour l'expulsion de toutes les matières nuisibles. Ainsi donc *l'occiput apparaît comme un corps sans solution de continuité.* Dans ce choc fréquent et dans cette répercussion d'exhalaisons, tout ce qu'il y a de phlegme sous le crâne descend peu à peu et gagne les veines voisines, avec une vapeur subtile, *jusqu'au cou* qui ne peut accomplir les mouvements de flexion ou d'élévation. Elle descend ensuite jusqu'aux *épaules* et y détermine un sentiment de lourdeur si profond que le malade croirait porter un lourd fardeau, jusqu'à ce que survienne une certaine chaleur qui résolve cette masse visqueuse, envoie les parties les plus subtiles aux plus petites artères et aux nerfs, et aux parties les plus épaisses, aux veines les plus grosses et aux *articulations. Il en résulte des gonflements aux coudes et aux genoux* (1), *et des tubercules à la crête des jambes,* à des degrés variables.

(1) Hyperostoses des extrémités articulaires.

Ce principe morbide chaud et aigu, pénétrant jusqu'au vif dans ces parties, engendre les *tortures dont nous avons parlé précédemment,* tortures qui, *par la gelée sont plus terribles la nuit que le jour,* parce que par antiparastase, ce qui est chaud et aigu est rendu plus chaud et plus aigu. Une *ulcération* en est la conséquence habituelle ; c'est le troisième accident. Et en effet, les *petites tumeurs se rompent spontanément,* et alors, après un long espace de temps, l'induration se résout et l'humeur qui est acide et corrosive ronge continuellement le pourtour de l'ulcération, et alors se creusent des *plaies profondes, horribles, incurables, qui durent quelquefois deux, trois, quatre ou cinq ans et finissent en plusieurs années à mettre les os à nu* (1). Ou bien des bouffons, des ouvriers tisseurs, des barbiers, des tablettiers, des vitriers, des pelletiers, des serruriers, des tailleurs et autres gens de basse condition, sortis des plus misérables échoppes, tavernes et mauvais lieux, faisant profession de guérir cette maladie, s'efforcent de chasser l'ennemi avec des onguents et des cataplasmes. Par leur intervention, *elle se change en ulcères humides et repoussants, source continuelle de souffrance.* Les malades découragés, croyant que les médecins ou praticiens ont fait un pacte avec la maladie, veulent guérir à tout prix. Toute la troupe des artisans, des bourreaux, des fossoyeurs, des bouf-

(1) Ulcères gommeux.

fons, des parasites, alléchée par cet espoir, se rassemble et porte ses mains inexpérimentées sur ces corps couverts de plaies. Leur ignorance occasionne des désordres tels que la langue humaine peut à peine trouver des expressions pour les caractériser, et bien plus encore, surpassant tout ce que la pensée peut imaginer. J'ose même avouer ceci, c'est que *le genre de tortures que ces misérables provoquent pour dessécher les pustules, déterger les plaies, épuiser la sanie, rendre la santé, est, dans cette triste circonstance, la dernière des calamités, beaucoup plus cruelle que la maladie elle-même.* Aussi, ces larrons, ces bourreaux de la vie humaine devraient être châtiés par le glaive, par la croix, par le bûcher, par l'eau et être bannis des villes, des campagnes, des forteresses, condamnés aux plus terribles châtiments.

Et assurément, puisque la justice des princes languit, puisque le savoir des plus grands médecins est exposé aux injures, seul, n'ayant d'autre appui que l'opinion de quelques hommes sensés, j'emploierai contre cet ennemi les armes de la médecine dont la plupart m'ont été fournies par ma propre intelligence et par mon expérience. Non-seulement j'arracherai ainsi de ses dents la malheureuse humanité, mais je la sortirai de ce fleuve de fourberies et de ruses des faux médecins. Mais avant de commencer le combat, il me faut entourer les lieux ennemis par des troupes sûres

et, dans ces conditions, fortifier plus vigoureuse-
ment les endroits exposés aux dangers, c'est-à-dire
le *voisinage des parties génitales,* où est le confluent
des veines; car cette maladie s'attaque à tout le
corps, et à tous les membres en particulier. Alors,
dis-je, elle est surtout très redoutable pour le
membre viril, que des auteurs très autorisés ont
appelé *mentula;* aussi les Grecs ayant fréquemment donné aux maladies qui se manifestent d'a-
bord aux membres ou bien vers lesquels affluent
en plus grande abondance les humeurs peccantes,
les noms de mentagre, podagre, chiragre, j'appel-
lerai avec raison *mentulagre,* c'est-à-dire *maladie
de la* mentula, *cette souillure qui se manifeste plus
fréquemment à la* mentula *et qui sévit contre elle
plus atrocement que contre les autres membres.* Mais
c'est un grand et vaste rempart qu'il faut élever,
de telle sorte que le corps tout entier, contre
lequel la maladie exerce sa fureur, puisse se mettre
à l'abri et soit défendu et protégé de tous côtés
contre les vents et la pluie. Or, *rien ne peut être
plus utile, ni mieux approprié qu'une étuve, si surtout elle donne une chaleur modérée.* C'est de là que
les engins médicaux peuvent être le plus avanta-
geusement dressés contre le corps qui n'aura rien
à redouter des ardeurs du soleil ni du souffle des
vents.

Donc, lorsque le malade est ainsi fortifié, *c'est-*

à-dire enfermé dans une étuve chaude, il faut faire sortir de son corps les traits nuisibles et les appeler vers cette partie où l'ennemi s'est le plus solidement établi : c'est le plus généralement dans le foie. C'est de là que toutes les forces se répandent dans les autres membres (1). Aussi doit-on attaquer avec le scalpel les portes du foie, c'est-à-dire qu'il faut *inciser* les *veines* qui s'y rendent. Le sang ainsi extrait entraînera avec lui beaucoup d'humeurs nuisibles et diminuera en grande partie l'inflammation, cause première de la maladie. Sans inconvénient on peut ouvrir les veines du pied droit (car c'est de ce côté qu'il faut faire la saignée), veines qui se jettent dans la grande et la petite pédieuses; par cette incision, les principes morbides descendent des parties les plus nobles aux parties inférieures où le danger est moindre. Les résultats sont d'autant plus favorables que la saignée a été faite plus tôt. Au commencement, comme je viens de le dire, elle évacue souvent tout ce qui est nuisible; mais *répétée fréquemment avant le commencement du mal, elle sauve de la contagion beaucoup de malades;* mais de même qu'elle est avantageuse à certaines époques, *de même aussi elle est nuisible quand l'infection est déjà consommée.*

(1) On croyait que le foie, organe de la sanguification, était formé d'une chair épaisse et dense. Cette idée, longuement exposée par Galien, a eu cours jusqu'à la découverte de la circulation du sang.

Dans cette condition, l'émission sanguine trouble l'ennemi dans les viscères, et il est facile par quelques boissons de *l'appeler à la surface de la peau.* Qu'on prenne une demi livre de figues récentes, trois onces de lentilles, une once de réglisse grattée et coupée, qu'on fera bouillir dans quatre livres d'eau jusqu'à réduction de quelques parties, et qu'on boive modérément, chaud ou froid, selon qu'on sera pressé de l'envie de boire. On sentira bientôt que *tout le mal va à la superficie du corps* et *que toute la peau devient l'émonctoire des impuretés et des pustules.* Ceci fait, qu'on boive chaque semaine, le matin, avant de se lever, le sirop suivant. Prenez une demi poignée d'endives, d'hépatites, de houblon, de capillaire, de buglosse, de bourrache, d'oseille, une poignée d'absinthe, de fumeterre, de scabieuse, un drachme de fleurs de violettes, de roses rouges, de buglosse, une demi once d'orge mondé, de réglisse coupée, de berberis, une once de raisins secs mondés, une demi-once de séné mondé, de mousse, de polypode de chêne, un drachme de semences d'anis, de fenouil, de persil; broyez le tout ensemble dans huit livres d'eau, réduites au tiers par décoction, laissez macérer pendant quatre heures : exprimez et ajoutez une livre de sucre et de miel; faites bouillir une seconde fois et passez à l'étamine. Bien épurée et préparée, cette boisson, prise avec modération, détruira toute la puissance de l'ennemi dans les intestins, c'est-à-dire tout le poison morbide, le dissoudra et le préparera pour l'expulsion.

Qu'on prenne immédiatement des bols ou des pilules pour le chasser des intestins. Prenez rhubarbe. fumeterre, hermodacte, de chaque un drachme et demi : faites 30 pilules, à prendre 7 chaque semaine, si les intestins n'y sont pas rebelles : s'ils résistent, si le ventre reste dur, on en prendra 9 ou 10. Dès qu'on aura pris exactement ces médicaments chaque semaine, ainsi que je l'ai dit, pendant deux ou trois mois consécutifs. en observant d'un autre côté un bon régime de vie, en s'abstenant de vin pur, des plaisirs de l'amour, des excès de table, et surtout de poissons. de fruits, de viandes humides comme celles de porc, d'agneaux, de moutons, de tous les oiseaux aquatiques, en ne faisant usage que de poulet, de veau, de chevreau, de chèvres, de grives, de perdrix, de faisans, de petits oiseaux des Alpes assaisonnés avec le vinaigre, le verjus, le suc de limons, de grenades, d'oranges, le vin, l'eau de fumeterre, mélangée quelquefois de lait de chèvre. avec de l'absinthe ou de la fumeterre ; on rentrera alors au port de la santé, glorieusement triomphant du pire des ennemis. Mais si les pustules, à cause de leur volume, persistent plus longtemps sur le corps, on les combattra par des bains astringents, en enlevant préalablement la sueur au moyen de la mithridate ou de la thériaque qu'on prendra avec modération, cinq heures auparavant, dans du vin mélangé d'eau. Mais si la douleur, se fixant aux articulations, trouble le repos, il faudra faire des frictions fréquentes, auprès d'un bon feu, sur les membres endoloris avec des linges chauds ou bien les frotter avec des onguents. Prenez : sauge, iris, bétoine, noix de cyprès, mastic, de chaque deux drachmes, une once d'onguent de mars (?), térébenthine lavée, graisse de blaireau, de chaque une demi-once ; huile de renard, huile de costus et de camomille, de chaque, une demi-once ; bdellium, opoponax, de chaque, un drachme ; un demi drachme de safran, deux scrupules de myrrhe et cire vierge, quantité suffisante.

Cette onction pratiquée deux fois par jour, matin et soir, apaisera toutes les douleurs, à moins que l'humeur corrosive qui peu auparavant a attaqué les jointures n'ait, par sa trop grande acuité, traversé la chair et la peau, et après avoir rongé tout le voisinage n'ait commencé à dénuder les os. C'est alors qu'il faut combattre son acuité par des emplâtres émollients et astringents. Prenez : deux onces de céruse, litharge d'or et d'argent, de chaque un drachme et demi ; mastic, oliban, de chaque une once ; résine de pin, trois drachmes ; alun calciné, deux onces ; suc de citron, une once et demie ; cire blanche, huile d'olives, quantité suffisante. Il n'est aucune blessure, si grande, si profonde qu'elle soit, que cet onguent ne cicatrise. Il réparera sûrement la peau et remettra dans leur état primitif les membres ulcérés. On peut lotionner fréquemment les ulcérations avec de l'eau acidulée ou les baigner dans des solutions astringentes faites avec une décoction d'oseille, de vitriol blanc, d'alun et de sel. Mais s'il est des sujets assez sensibles pour ne pouvoir supporter l'action d'aucun médicament irritant, qu'on se serve pour les plaies, d'eau de morelle, ou de plantain, en saupoudrant avec de la litharge d'or ou d'argent. C'est ainsi qu'on arrivera le plus promptement à la santé.

Mais de même que ces médicaments hâtent la guérison des plaies, dès que la matière corrosive a été suffisamment expulsée par des boissons, des pilules ou par un bon régime, de même ils paraissent quelquefois la retarder plutôt que la provoquer, lorsque le flux des humeurs n'est pas arrêté par une médecine anti-humorale ou qu'il est éloigné du siège même des ulcérations. Car les emplâtres, les eaux ne peuvent avoir assez de vertu pour arrêter ou empêcher un flux aussi subtil, aussi aigu, si surtout il s'est jeté avec furie sur la chair dénudée. Aussi celui qui est affecté de cette souillure doit-il s'efforcer de purger d'abord ses intestins avec les médicaments que j'ai énumérés plus haut, ou avec des médicaments semblables en qualité ou en quantité, selon la constitution du corps; ensuite il abstergera, calmera et guérira les *pustules malpropres* avec les *bains* décrits plus haut; il traitera les *douleurs articulaires* avec l'*onguent* approprié, et enfin les *ulcérations* de la manière susdite. Il deviendra plus valide, plus sain et plus robuste qu'il n'a jamais été auparavant.

Mais, pour ne pas passer sous silence la médecine céleste, la plus utile, la plus salutaire, la plus efficace que la pauvre humanité ait trouvée, à tous ceux non seulement qui sont infectés de cette dégoûtante maladie et qui sont torturés de douleurs indicibles, mais qui n'ont pas encore éprouvé l'amertume de la plus vile des impuretés, à ceux-là je conseille d'apaiser par leurs ardentes prières le redoutable vengeur des crimes, le Dieu très bon et tout puissant, qui a infligé ce fatal fléau à notre pauvre humanité, pour la punir des vices les plus honteux dont elle est souillée; je leur conseille de demander à ce Dieu qu'il sauve du naufrage les malheureuses victimes des misères et des chagrins de la maladie, qu'il les ramène au port tranquille et sûr de la santé ou bien qu'il garde sur le rivage de la sécurité et de l'immunité ceux qui sont innocents ou tranquilles. Ce prince de la miséricorde qui ne donne pas la santé d'après la qualité ni le poids du mérite, mais qui, connaissant les cœurs affligés, mesure la grandeur et la multitude de sa

grâce divine et de sa bonté d'après les faibles
rayons de dévotion, de pénitence et de contrition,
répandra sous ses pas des remèdes salutaires, qui
non seulement mettront les mortels à l'abri de ce
poison, mais le feront complètement disparaître en
peu de temps.

TABLE DES MATIÈRES

120. — Paris. — Imp. Tolmer et Cⁱᵉ, 3, rue Madame.